T0059936

Miriam Ruiz es médico especialista en Medicina Interna, dietista-nutricionista, educadora y divulgadora. Su cuenta de Instagram, @comida.real, tiene miles de seguidores que cada día aprenden a mejorar sus hábitos de alimentación de forma fácil y sin dietas. La doctora Miriam Ruiz ha creado Edyal, una plataforma de formación *online* para aprender a comer de manera saludable, fiable, económica y apta para todos los públicos.

Dra. Miriam Ruiz

ALIMENTA TU SALUD CON COMIDA REAL

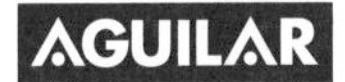

Papel certificado por el Forest Stewardship Council®

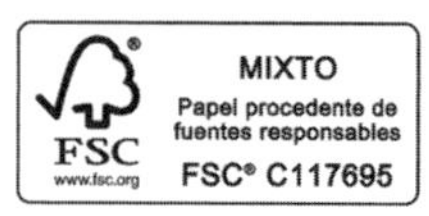

Primera edición: febrero 2020

Travessera de Gràcia, 47-49. 08021 Barcelona

Esta obra se trata de una recopilación adaptada, ampliada, organizada y estructurada de una serie de artículos de divulgación, escritos y publicados por Miriam Ruiz Gómez, en el blog https://edyal.es, propiedad de la autora. Toda la información presentada es simple material informativo y no pretende ni debe ser utilizado como herramienta de diagnóstico, prescripción o tratamiento de ningún tipo de enfermedad, condición o proceso médico. En ningún caso debe reemplazar la valoración, seguimiento ni tratamiento de un médico, nutricionista o profesional de la salud. En caso de sentirse identificado o identificada con alguno de los síntomas, condiciones o problemas de salud a los que se hace referencia a lo largo de este libro, debe consultarse con un médico o especialista para que lleve a cabo el proceso diagnóstico-terapéutico correspondiente.

Diseño de la cubierta: Penguin Random House Grupo Editorial/David Calvo
Fotografía de la cubierta: David Malan
Ilustraciones de Jorge Penny
Maquetación de Núria Tremoleda

Printed in Spain - Impreso en España

ISBN: 978-84-03-52188-9
Depósito legal: B-394-2020

Impreso en Gómez Aparicio, S.L.,
Casarrubuelos (Madrid)

AG 21889

Penguin
Random House
Grupo Editorial

ÍNDICE

PRÓLOGO

Nunca hemos sabido tanto sobre nutrición y nunca nos hemos alimentado tan mal. Una pregunta tan básica como qué deberíamos comer parece muy difícil de responder. Cada poco tiempo nos bombardean con mensajes contradictorios: lo que antes era bueno ahora es malo y al revés. El resultado es una población confundida que ya no sabe de quién fiarse ni qué llevarse a la boca.

En los últimos años, por suerte, ha ganado fuerza el movimiento conocido como comida real, que ha aportado algo de claridad. Este plantea regresar a la comida de toda la vida, a la que nuestros ancestros siempre han identificado como alimento. Es un cambio positivo, pero encierra algunos peligros. Muchos llevan tanto tiempo alejados de la cocina que les cuesta pensar lo que deben comprar y cómo lo pueden preparar. Saben cuál es el destino, pero no tienen claro el camino.

Y para todas esas personas este libro será una excelente guía. Por una parte, da respuesta a muchas dudas frecuentes sobre nutrición básica. Además hace un repaso rápido de los principales grupos de alimentos, desmontando mitos sobre cada uno de ellos. Y por último, ofrece recomendaciones prácticas para aquellos que, por los motivos que sea, necesitan hacer algunas adaptaciones, profundizando, por ejemplo, en la dieta sin gluten y en la dieta vegetariana.

En definitiva, un gran libro para empezar en este mundo de la comida real y un excelente complemento a todas las recetas que Miriam publica en su canal de YouTube e Instagram.

MARCOS VÁZQUEZ

Creador de *Fitness Revolucionario*

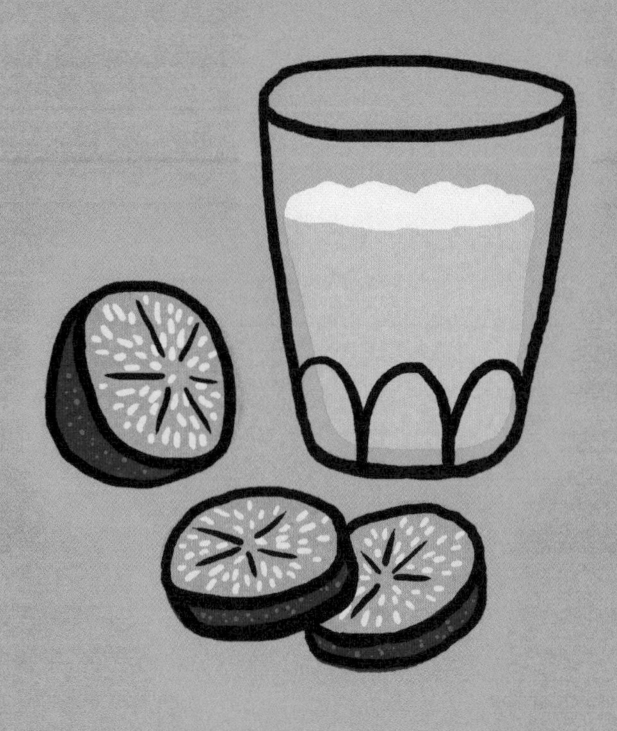

PRIMERA PARTE

REAPRENDE A COMER

A lo largo de la vida hemos oído y leído muchas cosas sobre lo que debemos comer para tener buena salud o perder peso. Desde las pirámides nutricionales de los libros de texto hasta las publicaciones de *influencers* en redes sociales, pasando por los consejos del médico, del nutricionista del gimnasio, del herbolario, de las revistas de moda, de las noticias de la televisión o de la vecina del quinto. Y, para colmo, la mayoría de las veces se contradicen. Por eso, quiero sacarte de tanta confusión y que empieces a tener las ideas claras. ¡Ha llegado la hora de reaprender a comer!

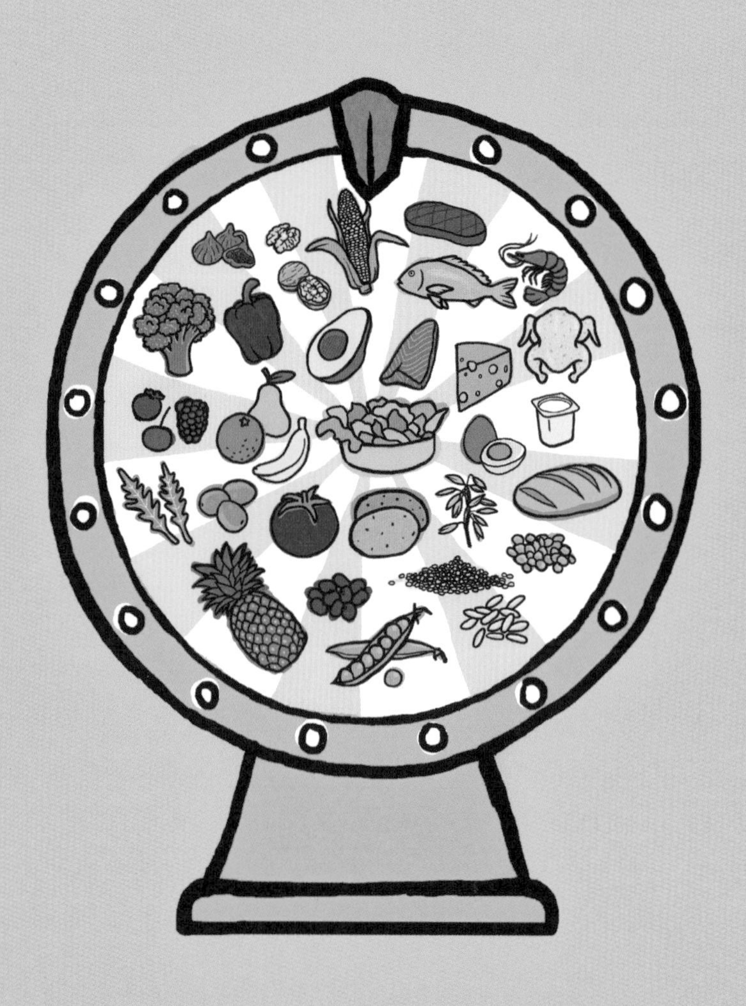

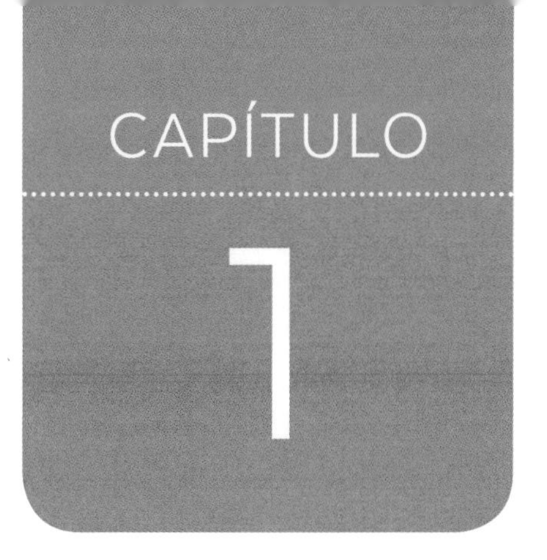

QUÉ COMER

Seguro que ya te has dado cuenta del papel tan importante que desempeña la alimentación en tu salud y en tu calidad de vida. Si es así, es muy probable que quieras conocer las claves para empezar a comer mejor. Igual te da miedo porque piensas que una alimentación saludable consiste en comer monótono, soso y aburrido. Quizá has hecho alguna dieta a lo largo de tu vida o has recibido información sobre alimentación de diferentes medios, incluso contradictoria.

Quizá has oído que tendrás que:

- Hincharte a lechuga.
- Cenar verdura hervida o al vapor.
- Comer pechuga a la plancha y merluza.
- Despedirte de los hidratos de carbono.
- Comer pocas grasas.
- Decir adiós al chocolate, a los helados, etcétera.
- Renunciar a las cenas con los amigos, a las comidas familiares y a otros eventos.
- Pasar hambre.

¡Qué pereza!, ¿verdad?, pero nada más lejos de la realidad. Alimentarse de forma saludable no significa estar a dieta ni sufrir con la comida. Significa aprender a disfrutar con la comida real.

Te voy a dar una alegría. Ya puedes olvidarte de grasas, de carbohidratos, de proteínas y de contar calorías. Porque comer saludable no se centra en nada de esto; se centra en los alimentos.

¿Que no sabes por dónde empezar? ¡Normal! Nadie nace sabiendo... Por eso te voy a descubrir las claves para que vayas cambiando tu forma de comer y, a la vez, aprendas a disfrutar comiendo saludable. Para ello empezaremos por los principios básicos.

LLEVAR UNA ALIMENTACIÓN SALUDABLE EN REALIDAD ES TAN SENCILLO QUE SE PUEDE RESUMIR EN TRES PUNTOS:

1. Debe basarse en alimentos reales y ser variada en este tipo de alimentos.
2. Evitar los productos ultraprocesados y los procesados poco saludables.
3. Y dar el mayor protagonismo a las verduras.

Y ¿si busco perder peso? ¡También! Cualquier estrategia saludable de pérdida de peso debe comenzar por aquí. Vamos a ir viendo con más detenimiento cada uno de estos tres puntos.

ALIMENTOS REALES

Cuando hablo de alimentos reales me refiero a las materias primas (frutas, verduras, legumbres, tubérculos, carnes, pescados, huevos, etcétera). Por lo general, estos alimentos reales no llevan etiquetas ni «lista de ingredientes» porque ellos son el único ingrediente. La mayoría son productos frescos (perecederos, caducan pronto) o han sufrido un procesamiento mínimo (fermentación, maduración, congelación, pasteurización, conservas, etcétera). Se pueden comprar en el mercado, en las fruterías, verdulerías, pescaderías, carnicerías, a granel... Y si se sabe buscar... ¡también se consiguen en el supermercado!

Se trata de alimentos completos, que apenas han sufrido cambios desde su origen hasta que llegan a tu carro de la compra. Por lo tanto, estos alimentos conservan prácticamente intactos todos sus nutrientes, propiedades y efectos beneficiosos para la salud.

Dicho esto, igual piensas que puede resultar difícil llevar una dieta variada solo con alimentos reales. ¡Eso es que aún no conoces la cantidad de alimentos reales que tienes a tu disposición! Pero no te preocupes, porque a continuación vamos a ir viendo todos y cada uno de ellos.

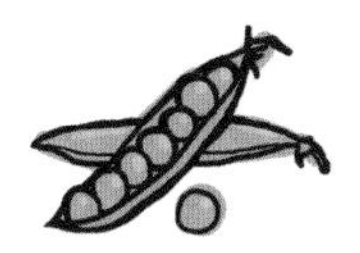

Verduras y hortalizas

Si en algo tiene que ser variada una dieta es sobre todo en verduras y hortalizas. La mejor manera es utilizar las verduras frescas, propias de cada temporada, y combinarlas para llenar de colores cada plato:

ACELGAS	ESPÁRRAGO BLANCO
AJOS	ESPÁRRAGO VERDE
ALCACHOFA	ESPINACAS
APIO	GERMINADOS
BERENJENA	HINOJO
BERZA, REPOLLO, COL	JUDÍAS VERDES
BRÓCOLI	LECHUGAS
CALABACÍN	LOMBARDA
CALABAZA	NABO
CANÓNIGOS	PIMIENTO
CEBOLLA	PEPINO
CHAMPIÑONES	PUERRO
CHIRIVÍA	RÁBANO
COL RIZADA (KALE)	REMOLACHA
COLES DE BRUSELAS	RÚCULA
COLIFLOR	SETAS
ENDIVIA	TOMATE
ESCAROLA	ZANAHORIA

Aunque lo ideal es priorizar las verduras frescas, no siempre tenemos tiempo (o ganas) de lavar, pelar, trocear y/o cocinar nuestras verduras. En estos casos podemos recurrir a las verduras y hortalizas mínimamente procesadas, que son una buena opción para que nunca falten en nuestros platos:

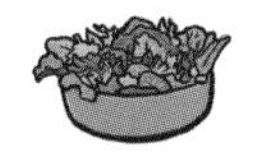

Verduras frescas limpias, cortadas y listas para comer.
Por ejemplo, las ensaladas de bolsa

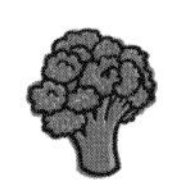

Verduras frescas limpias, troceadas y listas para cocinar.
Por ejemplo, las bolsas de brócoli y coliflor para hacer directamente al microondas

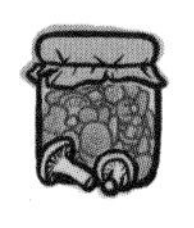

Conservas de verduras:
acelgas cocidas, pimientos asados, champiñones, alcachofas, espárragos, etcétera

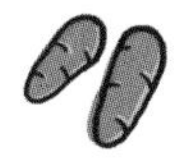

Verduras congeladas:
zanahoria, judías verdes congeladas, etcétera

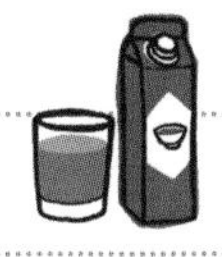

Gazpacho envasado

Crema de verduras

Aunque son un buen recurso que nos puede salvar de un apuro, las procesadas no deben sustituir a las verduras frescas de forma habitual.

Frutas

Sin lugar a duda, la fruta fresca y de temporada es siempre el mejor postre de cualquier comida o cena. Pero la fruta no solo sirve de postre. También es perfecta para disfrutarla a media mañana, para las meriendas, para completar un desayuno, como ingrediente de una ensalada o para endulzar de manera natural yogures y repostería casera. Lo bueno de las frutas es que las hay para todos los gustos, de todas las formas, tamaños, colores y sabores:

ALBARICOQUE	MANGO
ARÁNDANO	MANZANA
CAQUI	MARACUYÁ
CEREZA	MELOCOTÓN
CHIRIMOYA	MELÓN
CIRUELA	MORA
COCO	NARANJA
FRAMBUESA	NECTARINA
FRESA	NÍSPERO
GRANADA	PARAGUAYA
GROSELLA	PERA
HIGO Y BREVA	PIÑA
KIWI	PLÁTANO
LIMA	POMELO
LIMÓN	SANDÍA
MANDARINA	UVA

ADEMÁS DE LAS FRUTAS FRESCAS, PODEMOS ENCONTRAR FRUTAS MÍNIMAMENTE PROCESADAS:

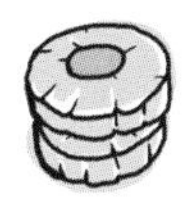

Frutas frescas limpias
y troceadas, listas para comer.
Por ejemplo, piña pelada y troceada en su jugo

Frutas secas o desecadas:
ciruelas pasas, dátiles, higos secos, orejones o uvas pasas

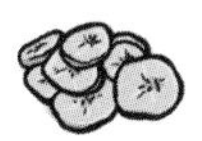

Frutas deshidratadas:
manzana, plátano o mango

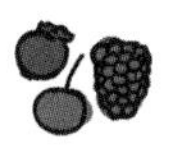

Frutas congeladas:
frutos rojos, mango, etcétera

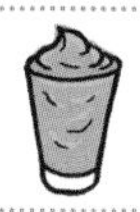

Batidos de frutas
(smoothies) o helados caseros de fruta (sin azúcar añadido)

Aunque estas opciones no sustituyen a una pieza de fruta fresca entera, podemos utilizarlas como un complemento interesante dentro de nuestra alimentación.

Alimentos ricos en hidratos de carbono

Estos alimentos reales son ricos en almidón y bastante energéticos; pero no son calorías vacías. Se trata de alimentos completos que tienen funciones y propiedades beneficiosas, más allá del simple aporte calórico. Por eso, pueden (y deberían) formar parte de tus comidas y cenas:

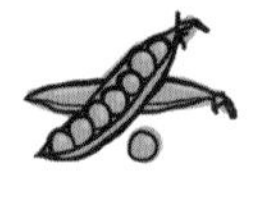

Legumbres:
alubias, garbanzos, guisantes, habas, judías, lentejas, soja, etcétera

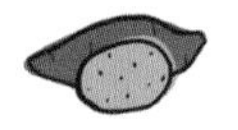

Tubérculos:
boniato, chufa, patata, yuca, etcétera

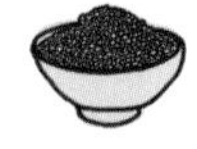

Pseudocereales:
amaranto, quinoa, teff, trigo sarraceno (alforfón), etcétera

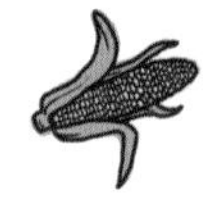

Cereales de grano entero:
arroz, avena, centeno, espelta, kamut, maíz, mijo, sorgo, trigo, etcétera

Aunque durante mucho tiempo se han excluido de las dietas de adelgazamiento, no debemos tener miedo a estos alimentos reales ricos en hidratos de carbono.

Para facilitarnos la vida, también disponemos de opciones mínimamente procesadas de estos alimentos que nunca está de más tener como fondo de despensa, para cuando tenemos prisa o queremos improvisar una comida rápida y saludable:

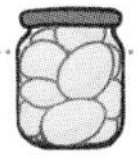

Botes de legumbres y patatas ya cocidas

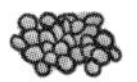

Legumbres congeladas: guisantes, habitas, etcétera

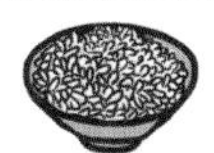

Vasitos de arroz o quinoa precocidos para hacer en un minuto en el microondas

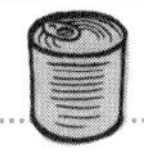

Maíz cocido, en bote o lata para ensalada

> Estos productos mantienen intactas sus propiedades nutricionales y son igual de saludables aunque menos económicos.

Como has visto, no he hablado en ningún momento de la pasta o del pan. A diferencia de los alimentos ricos en hidratos que acabamos de ver, la pasta, el pan y las harinas en general son productos de escaso valor nutricional que podríamos considerar prácticamente calorías vacías. Por eso no creo que sean alimentos reales, ni necesarios ni mucho menos imprescindibles dentro de una alimentación saludable. Aunque eso tampoco significa que no podamos volver a comerlos. Pero no nos adelantemos, hablaré de ellos en profundidad más adelante para aclarar todas las dudas que puedas tener a la hora de elegirlos y consumirlos.

Frutos secos y semillas

Los frutos secos y las semillas son alimentos muy completos e interesantes desde el punto de vista nutricional. Y, además, son muy saciantes. Sí, tienen un alto porcentaje de grasa y muchas calorías teóricas, pero eso no significa que engorden más. Así que puedes comerlos con tranquilidad, preferiblemente crudos y sin sal. Si los compras con cáscara para pelar, mejor aún.

Son ideales como snack a media mañana o en las meriendas. También sirven para completar un desayuno, para añadir a los yogures y a las ensaladas y en repostería casera como alternativa a las harinas de cereales.

LA VARIEDAD ES BASTANTE GRANDE, Y CADA UNO TE VA A APORTAR NUTRIENTES Y BENEFICIOS DIFERENTES:

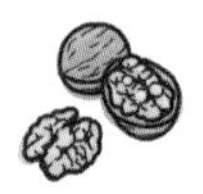

Frutos secos:
almendras, anacardos, avellanas, cacahuetes, castañas, nueces, pistachos, etcétera

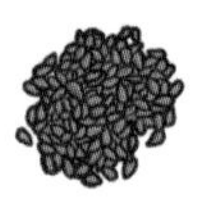

Semillas:
de amapola, de cáñamo, de chía, de calabaza, de girasol, de lino, de sésamo, etcétera

AUNQUE SI LOS CONSUMIMOS CRUDOS OBTENEMOS MÁS BENEFICIOS, TAMBIÉN PODEMOS UTILIZARLOS CON UN MÍNIMO PROCESAMIENTO:

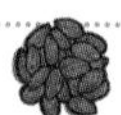

Tostados (sin sal)

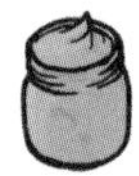

Cremas de frutos secos o semillas (sin azúcar añadido). Por ejemplo, mantequilla de cacahuete, crema de almendras o tahín

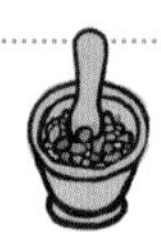

Frutos secos o semillas picados, molidos o rallados, o harinas de frutos secos y semillas

Alimentos ricos en proteínas (origen animal)

Para que nuestra alimentación sea saludable es fundamental asegurarnos un buen aporte de proteínas de calidad en nuestra dieta. No les tengas miedo, en ausencia de enfermedades concretas las proteínas no suponen ningún peligro para tu riñón o tu hígado. De hecho, aumentar su consumo tiene más ventajas que inconvenientes para nuestra salud.

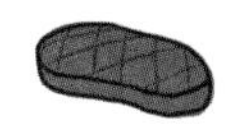

Carnes:
cerdo, conejo, cordero, pavo, pollo, ternera, vísceras, etcétera

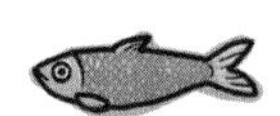

Pescados:
anchoas, atún, bacalao, boquerones, bonito, caballa, dorada, emperador, gallo, lenguado, lubina, merluza, mero, mújol, pescadilla, rape, rodaballo, salmón, sardinas, trucha, etcétera

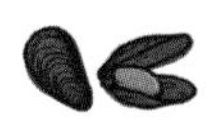

Mariscos (moluscos y crustáceos):
almejas, berberechos, calamares, cangrejos, caracolillos, gambas, mejillones, navajas, pulpo, sepia, etcétera

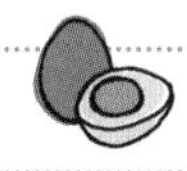

Huevos y huevas

Una forma fácil de consumir un aporte adecuado de proteínas es incorporando en todas tus comidas principales una buena proporción de algún representante de este grupo.

AUNQUE DEBEMOS PRIORIZAR LOS ALIMENTOS FRESCOS, TAMBIÉN PODEMOS COMPLEMENTAR NUESTRA ALIMENTACIÓN CON ALGUNOS ALIMENTOS RICOS EN PROTEÍNAS MÍNIMAMENTE PROCESADOS:

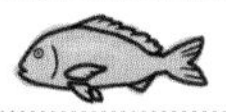

Carnes, pescados o mariscos congelados

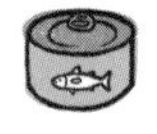

Conservas de pescados o mariscos:
latas de atún, de mejillones, de almejas, etcétera

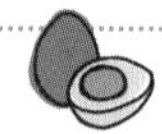

Claras de huevo o huevo pasteurizado

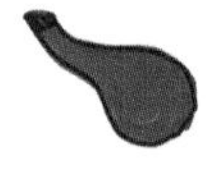

Carnes curadas y/o saladas:
jamón serrano, lomo curado o cecina

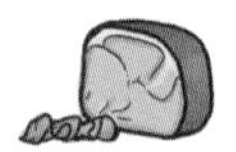

Carnes cocidas, asadas o en conserva:
jamón asado, jamón cocido, conservas de jamón o pavo cien por cien

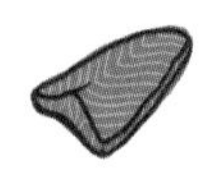

Pescados secos, curados, salados o ahumados:
salmón ahumado, bonito curado, sardinas saladas, anchoas, boquerones, mojama, etcétera

Aceites y grasas

Los alimentos ricos en grasa, aunque son muy densos energéticamente, también tienen propiedades muy beneficiosas para la salud, por lo que no deberías eliminarlas de tu alimentación.

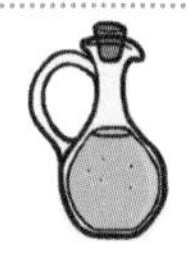

Aceites vegetales:
aceite de oliva virgen (de preferencia en España por disponibilidad, cercanía y precio) o aceite de coco virgen

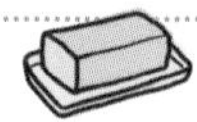

Grasas animales: mantequilla

Lácteos

La leche y los productos lácteos no son imprescindibles para una alimentación saludable. Si te sientan bien y nunca te han dado problemas, puedes seguir tomándolos con tranquilidad como un complemento de tu alimentación. Pero, si no te sientan bien, puedes prescindir de ellos. Más adelante hablaremos largo y tendido sobre los lácteos. De momento solo te los presento:

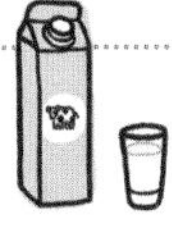

Leche:
preferiblemente entera y fresca

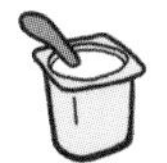

Fermentados:
yogur, kéfir, algunos quesos

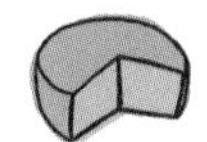

Quesos:
fresco, quark, tierno, semicurado, curado, azules, etcétera

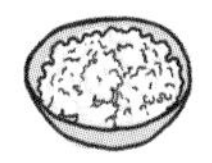

Otros:
cuajada, nata fresca, requesón, etcétera

Las grasas puedes usarlas como complemento para cocinar y aliñar tus platos. Yo te aconsejo utilizar la cantidad justa (ni más ni menos) que necesites para dar sabor y disfrutar de tus comidas.

Otros complementos

Además de todo lo que hemos visto hasta ahora, existen otros alimentos y productos que podemos utilizar para aliñar, sazonar, endulza;, aportar sabor, textura, contrastes; complementar, enriquecer y disfrutar más de nuestros platos en general:

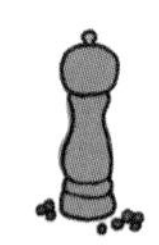

Especias y hierbas:
ajo en polvo, albahaca, canela, cebolla en polvo, cilantro, clavo, comino, cúrcuma, nuez moscada, orégano, perejil, pimienta, jengibre, romero, tomillo

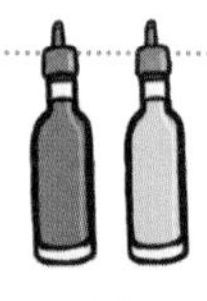

Aliños y salsas:
vinagre de manzana, vinagre de vino, salsa de soja o mostaza de Dijon

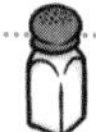

Sal

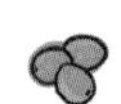

Encurtidos:
alcaparras, aceitunas, cebolletas, pepinillos, tallos, etcétera

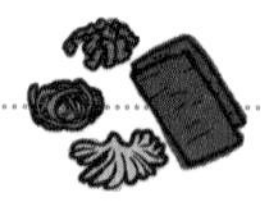

Algas

Gelatina neutra

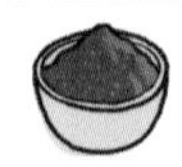

Cacao puro en polvo sin azúcar añadido y chocolate con más de un 85% de cacao

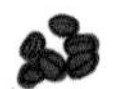

Café en grano o molido de tueste natural, té e infusiones

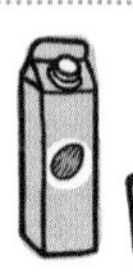

Bebidas vegetales (preferiblemente caseras):
de almendra, de arroz, de avena, de chufa (horchata), de coco, de soja, etcétera

PRODUCTOS ULTRAPROCESADOS

Una vez que ya tenemos claro el primer punto para llevar una alimentación saludable (que esta se base en alimentos reales), ahora toca pasar al siguiente: evitar los productos ultraprocesados. Los productos ultraprocesados no son alimentos completos, sino mezclas de ingredientes. Las materias primas de las que proceden han sufrido múltiples transformaciones y procesamientos hasta convertirse en el producto que metes en tu carro.

No son productos frescos. Son poco perecederos y suelen tener fechas de caducidad lejanas. Están envasados y llevan largas listas de ingredientes en sus etiquetas. Les añaden o quitan cosas para que creas que son más saludables y llamar tu atención (sin azúcar, sin gluten, sin lactosa, sin grasa, 0%, zero, 0,0%, con vitaminas, con minerales, con omega 3...). Pero no lo son.

Además, resaltan bien grande en sus etiquetas estas «propiedades saludables» con mensajes atractivos (como que es bueno para la línea, el corazón o las defensas). Que, por cierto, son falsos.

Durante el procesamiento al que se someten las materias primas utilizadas para su fabricación se pierden sus nutrientes y propiedades, y se generan sustancias perjudiciales.

Estos productos tienen efectos negativos para la salud a muchos niveles: su consumo se relaciona con problemas digestivos, metabólicos, hormonales y con alteraciones de la conducta alimentaria, entre otros.

En resumen, la característica común que hace que estos productos sean poco saludables es que durante su procesamiento:

- **LOS INGREDIENTES HAN IDO PERDIENDO NUTRIENTES POR EL CAMINO**
- **EL PRODUCTO RESULTANTE TIENE EFECTOS NEGATIVOS DIRECTOS PARA LA SALUD**
- **DAN LUGAR A CONDUCTAS ALIMENTARIAS POCO SALUDABLES**

¡No te agobies si estás empezando! Aunque pronto serás capaz de reconocerlos a primera vista, de momento te lo voy a intentar poner fácil. A continuación, vamos a ir viendo cuáles son todos estos ultraprocesados como si recorriéramos las secciones de un supermercado. ¡Para que no te quede ninguna duda!

Sección de «desayunos»

Si realmente quieres empezar el día de forma saludable, ¡evita casi todo lo que encuentres en esta sección!

⊘
Cereales de desayuno, mueslis y granolas
Galletas de cualquier tipo (incluidas las María)
Barritas de cereales
Magdalenas, gofres, tortitas, napolitanas, brioches y cualquier bollería
Mermeladas y confituras (con y sin azúcar)
Cacaos solubles de desayuno
Cremas untables de chocolate

¿Se salva algo?

Sí, algo se salva. Podemos encontrar buenos procesados, como los copos de avena y el cacao puro en polvo sin azúcar añadido.

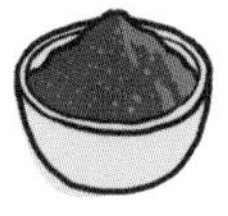

Sección de pastelería, confitería y repostería

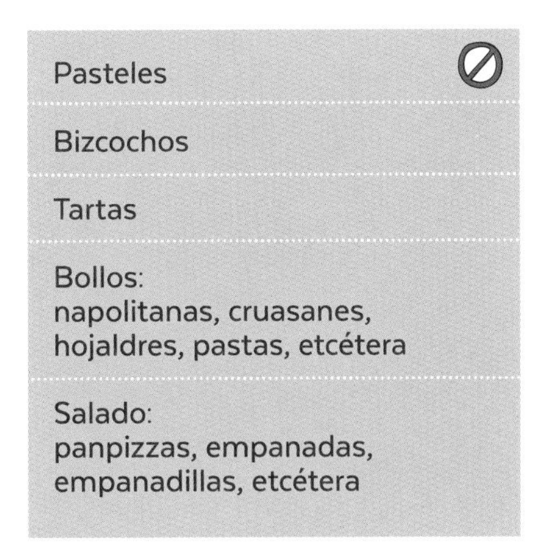

- Pasteles
- Bizcochos
- Tartas
- Bollos: napolitanas, cruasanes, hojaldres, pastas, etcétera
- Salado: panpizzas, empanadas, empanadillas, etcétera

En resumen

Esta es una sección que es mejor ignorar y pasar de largo directamente... ¡Rápido y sin mirar atrás!

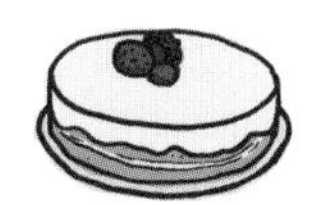

Sección de edulcorantes

Aunque cada vez aparecen nuevos endulzantes, con envoltorios verdes y una apariencia más saludable, no te dejes engañar. Siguen siendo azúcar, pero con diferentes nombres y disfrazados como una alternativa más saludable; pero no lo son.

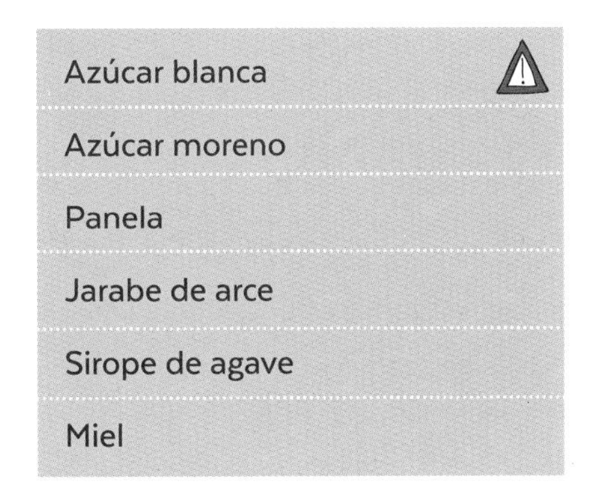

- Azúcar blanca
- Azúcar moreno
- Panela
- Jarabe de arce
- Sirope de agave
- Miel

Los edulcorantes artificiales no son la alternativa saludable al azúcar. Pero podemos utilizarlos mientras nos acostumbramos a otros sabores.

Sección del pan

Es difícil encontrar un pan decente en el supermercado. Aunque el único problema no es su poca calidad. El patrón de consumo de pan es quizá lo más importante que habría que tener en cuenta. Pero no te preocupes, más adelante hablaremos de las características que debe tener un buen pan, dónde buscarlo y cómo consumirlo. De momento, quédate con que la mayoría de «panes» del supermercado quedan bastante lejos del concepto de pan clásico y tradicional:

- Barras de pan, baguettes, chapatas, hogazas...
- Pan de molde
- Pan de leche y brioches
- Rosquillas, colines y palitos de pan o «cereales»
- Biscotes
- Pan de hamburguesa y de perrito
- Pan pita
- Tortillas de trigo para burritos, fajitas y wraps

¿Se salva alguno?

Sí, en algunos supermercados podemos encontrar panes de grano de centeno integral triturado, aunque no es habitual.

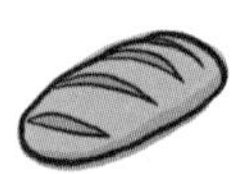

¡Ojo!, los panes del supermercado que se anuncian como «integrales», con semillas, multicereales, rústicos, de pueblo, artesanos, tradicionales, con masa madre, etcétera, aunque quieran parecer más saludables, no lo son.

Sección de chocolates y dulces

La mayor parte de los chocolates y chocolatinas que encontramos en esta sección son ultraprocesados con más azúcar que cacao. Incluso las versiones «sin azúcar» suelen ser poco recomendables por estar cargadas de edulcorantes.

¿Se salva algo?

¡Sí! Si te gusta el chocolate, elige uno con más del 70% de cacao o mejor si supera el 85%.

Sección de snacks

La mayor parte de snacks, sobre todo los que más «enganchan», son ultraprocesados insanos:

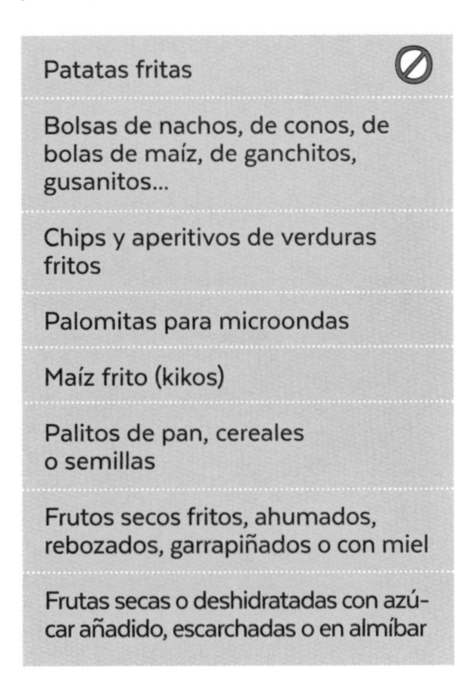

- Patatas fritas
- Bolsas de nachos, de conos, de bolas de maíz, de ganchitos, gusanitos...
- Chips y aperitivos de verduras fritos
- Palomitas para microondas
- Maíz frito (kikos)
- Palitos de pan, cereales o semillas
- Frutos secos fritos, ahumados, rebozados, garrapiñados o con miel
- Frutas secas o deshidratadas con azúcar añadido, escarchadas o en almíbar

¿Se salva algo?

Sí. Por suerte, también encontramos en esta sección opciones de snacks saludables como los frutos secos crudos o tostados, cacahuetes, pipas sin sal, frutas secas o deshidratadas sin azúcar añadido, maíz para palomitas, aceitunas, encurtidos o altramuces, por ejemplo.

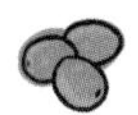

Sección de cafés e infusiones

Esta sección parece bastante inofensiva, pero, a veces, uno se sorprende de la gran cantidad de azúcar añadido que llevan algunos preparados de café o de infusiones solubles:

- Cafés solubles, preparados de café, bombón y capuchino
- Cereales solubles
- Té soluble (en gránulos) e infusiones con azúcar

Además, el café de tueste torrefacto o mezcla lleva azúcar añadida. La mejor opción es la de tueste natural.

Sección de lácteos y bebidas vegetales

Con la cantidad de «yogures» y lácteos que hay en esta sección del supermercado, cuesta creer que sea tan difícil encontrar uno que no sea un ultraprocesado.

- Yogures de sabores, con frutas, con cereales, azucarados, con azúcar de caña, miel o edulcorados
- Yogures o postres desnatados, light, 0%, 0,0%, 0,00%
- Yogures para beber
- Yogures «para las defensas», «para los huesos», etcétera
- Yogures vegetales con azúcares o edulcorantes
- Flanes, natillas, arroz con leche, gelatinas de sabores, etcétera
- Nata para montar o para cocinar

- Margarinas
- Queso de untar, quesitos, sábanas de queso, quesos procesados con almidones (algunos rallados, para fundir, para pizza...)
- Leches con omega 3, con avena, con cereales, etcétera
- Batidos de chocolate o de sabores, batidos sin azúcar, zero o 0%
- Leche condensada y leche condensada desnatada
- Bebidas vegetales y horchata con azúcar añadido o edulcorantes

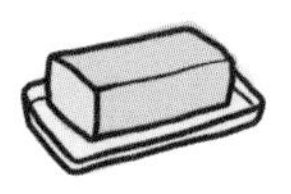

¿Se salva algo?

¡Claro! Puedes encontrar buenos lácteos como la leche normal (preferiblemente entera), la leche fresca, los yogures naturales enteros de toda la vida (sin azúcar ni edulcorantes), el kéfir, la nata fresca, la mantequilla y el queso queso.

Sección de carnes procesadas, fiambres y embutidos

Cuando le eches un vistazo a la lista de ingredientes de estos productos se te quitarán directamente las ganas de meterlos en el carrito de la compra...

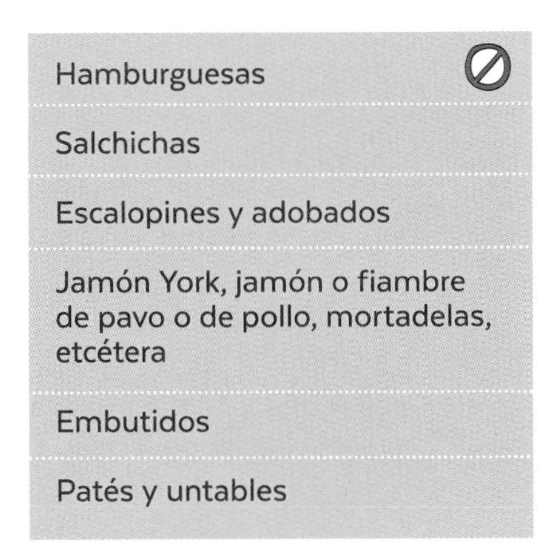

- Hamburguesas
- Salchichas
- Escalopines y adobados
- Jamón York, jamón o fiambre de pavo o de pollo, mortadelas, etcétera
- Embutidos
- Patés y untables

Los ingredientes de los alimentos de esta lista son difíciles de pronunciar. ¿Seguro que quieres comértelos?

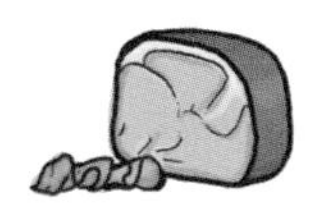

Sección de procesados de pescados

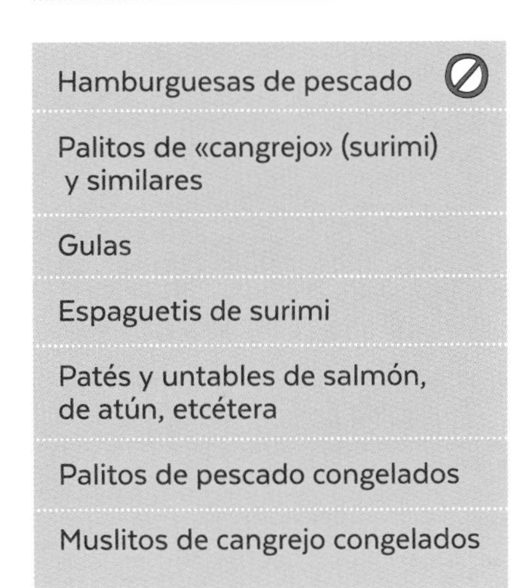

- Hamburguesas de pescado
- Palitos de «cangrejo» (surimi) y similares
- Gulas
- Espaguetis de surimi
- Patés y untables de salmón, de atún, etcétera
- Palitos de pescado congelados
- Muslitos de cangrejo congelados

¿Se salva algo?*

Sí, tenemos buenos procesados de pescado y marisco, como las conservas al natural o en aceite de oliva virgen, y también el pulpo, las gambas o las huevas cocidas.

* También se pueden consumir con tranquilidad las anchoas en salmuera, los boquerones en vinagre, el salmón ahumado, las sardinas saladas, el bonito seco, la hueva o la mojama.

Sección de precocinados y congelados

Estos productos «te hacen ganar» tiempo hoy, pero mañana lo perderás en recuperar tu salud:

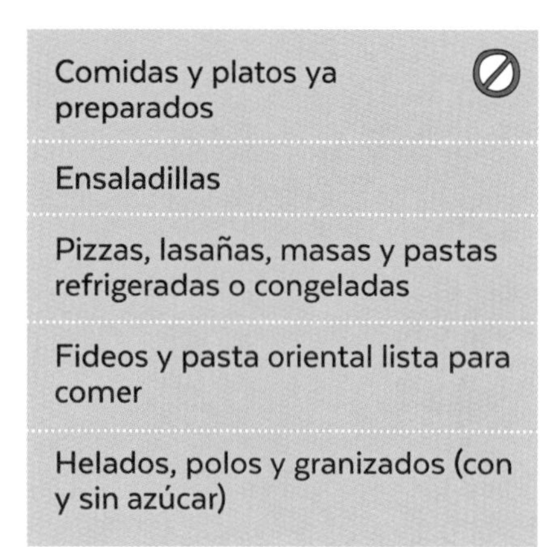

- Comidas y platos ya preparados
- Ensaladillas
- Pizzas, lasañas, masas y pastas refrigeradas o congeladas
- Fideos y pasta oriental lista para comer
- Helados, polos y granizados (con y sin azúcar)

- Sanjacobos, croquetas, empanadillas, palitos de pescado
- «Saltos» y arroces precocinados congelados

¿Se salva algo?

Sí. Tenemos pescados, mariscos, verduras, arroz, legumbres y hasta fruta congelada.

Sección de pastas, sopas, caldos, cremas y purés

Aunque lleven años colocándose en la base de las pirámides alimentarias, ni las harinas ni los procesados a base de harina deben ser los protagonistas de nuestra alimentación:

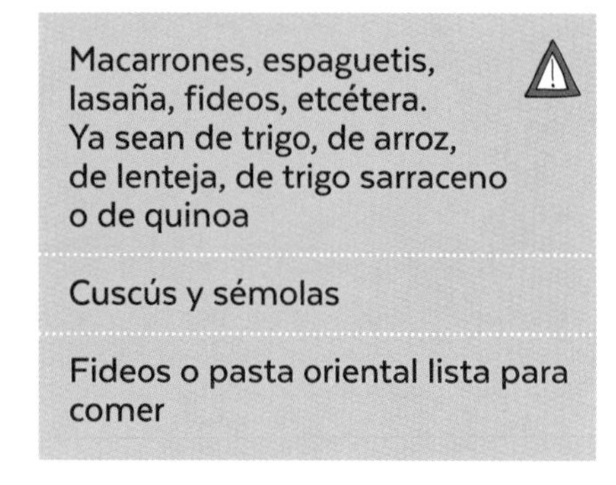

- Macarrones, espaguetis, lasaña, fideos, etcétera. Ya sean de trigo, de arroz, de lenteja, de trigo sarraceno o de quinoa
- Cuscús y sémolas
- Fideos o pasta oriental lista para comer

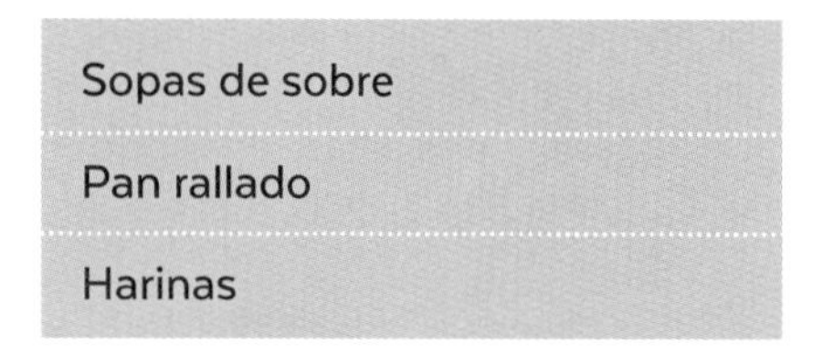

- Sopas de sobre
- Pan rallado
- Harinas

En esta sección también encontramos otras cosas poco recomendables como: cremas de verduras de sobre, purés de patata, pastillas de caldo.

Sección de aceites, aliños y salsas

Aquí encontramos desde aceites vegetales refinados y vinagres azucarados hasta salsas con grandes cantidades de grasa de mala calidad, azúcar, edulcorantes, almidones y aditivos poco saludables.

Aceite de girasol, de maíz, de semillas, de oliva (no virgen) 
Vinagre de Módena y reducciones
Salsas para ensaladas: césar, ranchera y similares
Salsas para carnes y pescados: de pimienta, de queso, etcétera
Kétchup, mayonesa, mostaza, salsa brava, salsa rosa y similares
Tomate frito y sofritos
Cualquier salsa «exótica» de bote: agridulce, curry, soja, tex-mex, etcétera
Salsas para mojar o dippear
Preparados y mezclas de bolsa para sazonar u hornear

¿Se salva algo?

¡Sí! Se salva el aceite de oliva virgen, el aceite de coco virgen, el vinagre de vino, de Jerez o de manzana, el tomate triturado, la mostaza de Dijon, la salsa de soja tamari (sin azúcar y sin trigo) y todas las especias y hierbas aromáticas en grano o molidas.

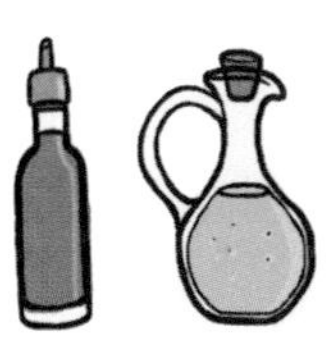

Sección de bebidas

El objetivo de beber es hidratarnos. Y quien mejor cumple esa función es el agua. Salvo un par de excepciones, el resto de las bebidas que vamos a encontrar en el supermercado son opciones poco saludables.

- Cualquier bebida alcohólica (sí, el vino y la cerveza también) ⚠
- La cerveza sin alcohol, la 0,0% y la sin gluten
- La cerveza con limón, la sangría y el tinto de verano 0%
- Los refrescos azucarados
- Los refrescos light, zero y 0%
- El refresco de té azucarado o edulcorado
- Las bebidas isotónicas y deportivas
- Las bebidas energéticas
- La tónica y el bitter
- Los zumos, jugos, néctares y smoothies industriales
- Las aguas de sabores azucaradas o edulcoradas

¿Se salva algo?

Sí, el agua y el agua con gas. También podemos utilizar el agua de coco sin azúcar añadido como una alternativa más saludable a cualquier otra bebida isotónica.

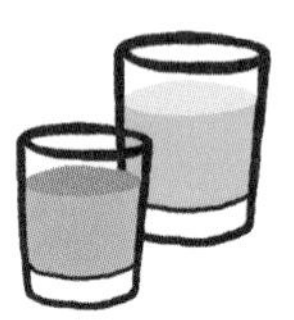

Sección de productos dietéticos, ecológicos o veganos

¡Cuidado! Esta sección es la más peligrosa... ¡No te dejes engañar por sus decorados campestres, sus palés de madera y sus cestos de mimbre! Aquí vamos a encontrar cualquiera de los productos ultraprocesados que hemos visto en las secciones anteriores, pero disfrazados en diferentes versiones:

SIN AZÚCAR:
galletas sin azúcar, mermelada sin azúcar, chocolate sin azúcar...

SIN GLUTEN:
galletas sin gluten, gusanitos sin gluten, pan sin gluten...

SIN LACTOSA:
batidos sin lactosa, yogures de sabores sin lactosa, postres sin lactosa...

ECOLÓGICOS:
galletas ecológicas, bizcochos ecológicos, empanadillas ecológicas...

VEGANOS:
hamburguesas veganas, salchichas veganas, patés veganos, pizzas veganas, queso vegano...

¿Se salva algo?

Sí, en esta sección podemos encontrar algunos productos interesantes como cereales inflados sin azúcar añadido, cacao puro en polvo o cremas de frutos secos sin azúcar.

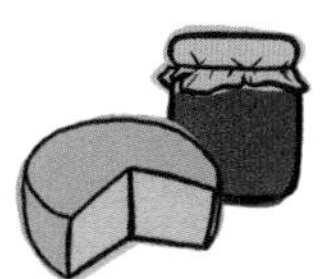

Pero recuerda que ninguna de estas cosas hace que un producto ultraprocesado sea más saludable. ¿Pensabas que hacer la compra iba a ser muy difícil? Pues ya ves que es incluso más fácil y rápido que antes... ¡porque te puedes saltar la mayor parte del supermercado!

Son tantos los ultraprocesados que a mí personalmente me resulta más fácil saber cuáles son los alimentos reales e ir directa a por ellos. Y si de algunos alimentos te quedan dudas, el único truco está en saber leer su etiqueta.

ETIQUETAS

Ya has comprobado que los productos ultraprocesados dominan los estantes de los supermercados. También has visto que hay algunos buenos procesados que son productos saludables que puedes utilizar para complementar tu alimentación. El problema es que a veces resulta difícil identificarlos a simple vista, y solo hay una forma de reconocerlos: leyendo sus etiquetas.

A continuación te voy a enseñar en qué tienes que fijarte y cuáles son las claves para diferenciar los productos ultraprocesados de los buenos procesados.

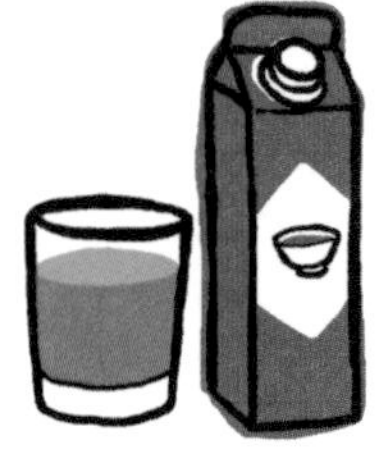

Primer paso. Dale la vuelta

¡No te creas lo primero que leas! Por desgracia no existe ningún aviso ni alerta en los productos ultraprocesados que nos permita reconocerlos fácilmente. Al contrario, muchas veces incluso se encuentran camuflados bajo llamativos eslóganes y falsos reclamos de salud... (habitualmente en letra grande y llamativa). ¿Te suenan algunos?

BUENO PARA TU CORAZÓN
REFUERZA TUS DEFENSAS
CUIDA TU LÍNEA
CONTROLA TU COLESTEROL
FORTALECE TUS HUESOS
MEJORA TUS DIGESTIONES

Por eso, lo primero que tenemos que hacer es ignorar lo que pone en la parte delantera del producto y darle la vuelta. Con este sencillo gesto ya tenemos recorrida la mitad del camino.

Segundo paso. Busca la lista de ingredientes

Lo interesante se esconde detrás. La parte trasera de los productos está llena de palabras raras, números y tablas (habitualmente en letra pequeña y poco legible). No te asustes. Para interpretar lo que significa todo eso casi hace falta hacer un doctorado. Lo bueno es que solo necesitamos mirar una cosa para saber si se trata de un ultraprocesado: ¡la lista de ingredientes! Esta lista de ingredientes es como la receta del producto, y la reconocerás fácilmente porque siempre pone «Ingredientes:» y una lista más o menos larga de ellos. Por ejemplo, en la parte trasera de un paquete de galletas podemos encontrar: «Ingredientes: harina de trigo 43,5%, azúcar, fibra vegetal, aceite vegetal 8%, salvado de trigo, gasificantes, sal, emulgente y aroma».

Tercer paso. Identifica los ingredientes clave

La presencia de algunos ingredientes como el azúcar, las harinas y las grasas refinadas son indicativos de que el producto va a ser un ultraprocesado casi seguro. ¡Sobre todo si aparecen de los primeros en la lista y, más todavía, si lleva dos o más de ellos!

¡Ojo! El azúcar puede aparecer con muchos otros nombres:

Todo lo que acabe en -osa: dextrosa, glucosa, fructosa, maltosa, lactosa...

Las mieles y melazas

El caramelo

Panela, azúcar moreno, de caña o integral

LOS JARABES:
jarabe de maíz alto en fructosa, jarabe de arce, etcétera

LOS SIROPES:
sirope de agave, etcétera

Los néctares, jugos, pulpas, purés o concentrados de zumos de fruta

LAS DEXTRINAS
(como la maltodextrina)

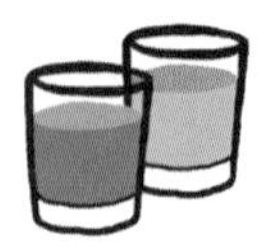

En cuanto a las grasas, aunque la que se ha llevado la mala fama es la grasa de palma, también son típicos de los productos ultraprocesados otros aceites vegetales refinados como:

Aceite de semillas
Aceite de girasol
Aceite alto oleico
Aceite de colza
Aceite de canola
Aceite de maíz
Aceite de oliva (no virgen)
Grasas vegetales

OTROS:
de semillas de uva,
de algodón, de linaza...

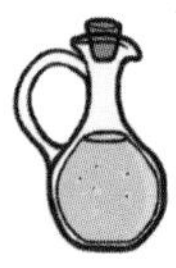

Finalmente, la mayor parte de las harinas que llevan los productos ultraprocesados son harinas refinadas; incluso aunque lleven mezcladas harinas integrales, fibra o salvado de cereales. Por ejemplo, en algunos panes, galletas o cereales de desayuno que se anuncian como integrales, podemos observar que en su listado de ingredientes llevan: harina integral de trigo (15%) y harina de trigo (30%). Eso significa que a pesar de contener un poco de harina integral (15%), la mayor parte de la harina que llevan es refinada (30%). Aunque, como veremos más adelante en profundidad, las harinas en sí mismas son un producto poco interesante, independientemente de que sean o no sean integrales.

Cuarto paso. Fíjate en el orden de los ingredientes

La lista de ingredientes es como la receta del producto. En ella aparece todo lo que se ha utilizado para su fabricación. Pero lo más importante que debes saber es que los ingredientes están ordenados de mayor a menor cantidad. Es decir, si lo primero que lees es azúcar, es que ese es el ingrediente mayoritario del producto. Por ejemplo, si en un cacao soluble o en una tableta de chocolate ves que en su lista de ingredientes el azúcar aparece antes que el cacao, es que ese chocolate lleva más azúcar que cacao.

Quinto paso. Cuenta el número de ingredientes de la lista

Por lo general, cuantos menos ingredientes tenga un producto, mejor. Si a primera vista la lista de ingredientes ocupa varias líneas y parece interminable, casi seguro que es un ultraprocesado. Los ingredientes deberían ser los mínimos necesarios para elaborar ese producto. Por ejemplo, para hacer un yogur lo único que se necesita es leche y fermentos lácticos. Cualquier otro ingrediente sobra.

Además, si mientras estás contando los ingredientes de la lista resulta que hay algunos que no sabes lo que significan o que no puedes casi ni pronunciarlos... ¡mala señal! A nadie nos gusta comernos cosas que no sabemos lo que son.

Aunque esto tampoco significa que los aditivos no sean seguros, que todos sean perjudiciales o que un producto deje de ser saludable por llevar un «número E». La idea que quiero transmitirte es que cuantos más aditivos lleve un producto, mayor es la probabilidad de que se trate de un ultraprocesado.

¿Y cuándo tengo que mirar la tabla de valores nutricionales?

Durante mucho tiempo esta tabla ha sido lo único que ha centrado nuestra atención. Las calorías, las grasas, los carbohidratos, el azúcar o la fibra de un producto eran lo único en lo que nos fijábamos para determinar si este era más o menos saludable. Sin embargo, ese enfoque es muy limitado y puede confundirnos. Por ejemplo, si solo miramos la tabla de valores nutricionales, podemos pensar que unos cereales de desayuno con 0 gramos de grasa, sin azúcar y bajos en calorías son mejores que un puñado de nueces con mucha grasa y calorías. (Por si acaso todavía te quedaran dudas... ¡no lo son!).

Por ese motivo, la tabla de nutrientes por sí sola no es un buen indicador para saber si un producto es un buen alimento o se trata de un ultraprocesado perjudicial. Y aunque es verdad que esta tabla de valores nutricionales nos aporta cierta información adicional interesante, no es lo primero que tenemos que mirar. Ni tampoco lo más importante.

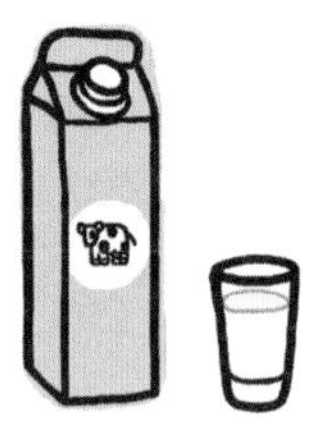

En resumen:

Para leer la etiqueta de un producto y saber si es saludable:

- **DALE LA VUELTA AL PRODUCTO Y CÉNTRATE EN LA LISTA DE INGREDIENTES.**
- **SI HAY VARIOS QUE NO SABES LO QUE SON, DESCONFÍA.**
- **SI TIENE MÁS DE CINCO, DUDA.**
- **SI ALGUNO DE ELLOS ES AZÚCAR, HARINA O GRASA REFINADA Y ADEMÁS ESTÁ DE LOS PRIMEROS EN LA LISTA, SOSPECHA.**
- **Y SI TIENE LOS TRES, HUYE.**

Como ves, leer la etiqueta de un producto es mucho más sencillo de lo que parece. Son pocas las cosas que aportan información relevante y en las que merece la pena fijarse para saber si se trata de un alimento saludable o de un producto poco recomendable. Solo tienes que saber dónde mirar, lo que es importante y lo que se puede ignorar.

VERDURAS

Hasta ahora, hemos hablado de los dos primeros puntos clave de una alimentación saludable: comer alimentos reales y evitar los productos ultraprocesados. Pues bien, la tercera clave es aumentar el consumo de verduras y hortalizas, de manera que estas se conviertan en las verdaderas protagonistas de nuestra alimentación.

Las verduras son el nexo común de cualquier estilo de alimentación saludable. Da igual el tipo de dieta o estilo de alimentación que quieras llevar. Ya sea una dieta mediterránea, paleolítica, cetogénica o vegana, las verduras siempre deberían estar en la base de tu pirámide.

Seguro que no te descubro nada nuevo si te digo que hay infinidad de estudios que muestran los beneficios para la salud que tiene el consumo de verduras. Esto lo tenemos claro. Sin embargo, tendemos a infravalorar lo que ocurre al contrario, si comemos pocas.

Así que hoy voy a darle la vuelta a la frase para mostrarte la verdadera importancia de consumirlas a diario: no comer verduras deteriora la salud. Es decir, que comer verduras suma, pero no comerlas también resta. De hecho, comer poca verdura al día aumenta (y mucho) el riesgo de padecer enfermedades crónicas y degenerativas, enfermedades metabólicas, cardiovasculares, cáncer, etcétera. Y también aumenta el riesgo de incapacidad y muerte prematura.

Por este motivo, las verduras no deberían ser una triste guarnición, un acompañamiento o un adorno. Las verduras tienen que ser las verdaderas protagonistas del plato y constituir más del 50 por ciento del mismo.

¿Y cómo empezar a dar más protagonismo a las verduras?

Pues ¡hay un truco muy sencillo que te ayudará! Consiste únicamente en darle la vuelta al nombre de tus platos (y a su proporción de ingredientes, claro) y pensar en nuestras comidas como «verduras con algo»:

SI HASTA AHORA COMÍAS POLLO CON VERDURAS, AHORA PUEDES PASAR A COMER VERDURAS CON POLLO

SI ANTES HACÍAS LENTEJAS CON VERDURAS, PUES AHORA PUEDES HACER VERDURAS CON LENTEJAS

SI COCINABAS ARROZ CON VERDURAS, AHORA PUEDES COCINAR VERDURAS CON ARROZ

¿Notas la diferencia? Pues ya lo sabes, cuando vayas a preparar tu comida, piensa siempre en ellas primero. Y, al final, te acabará pasando como a mí... que si un plato no lleva verduras, te parecerá que está incompleto o vacío.

Vale, pues ya nos ha quedado claro que las verduras deben ser las protagonistas. Pero igual este concepto te parece demasiado ambiguo y quieres tener una referencia más concreta sobre la cantidad de verdura diaria que es recomendable tomar o, al menos, que sea la cantidad suficiente. Pues ¡vamos a verlo!

Además, aunque más adelante volveremos sobre el tema de la fruta, voy a aprovechar ahora que hablamos de cantidades, para contarte también cuánta fruta sería aconsejable consumir diariamente para disfrutar de una buena salud.

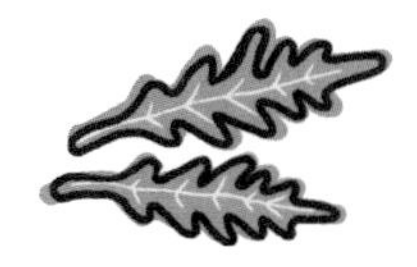

¿Cuánta cantidad de fruta y verdura hay que comer al día?

Pues bien, lo que se ha visto en los estudios es que para tener el menor riesgo de padecer una muerte prematura o de desarrollar enfermedades crónicas y degenerativas (enfermedad cardiovascular, enfermedades neurodegenerativas como alzhéimer o párkinson, cáncer, etcétera) es necesario un consumo de al menos entre 600 y 800 gramos al día de verduras y 500 gramos al día de frutas.

¿Y ESTO CÓMO SE COME? PUES SI TENEMOS EN CUENTA LA IMPORTANCIA DE LAS VERDURAS, NO SOLO PARA GANAR SALUD SINO TAMBIÉN PARA NO PERDERLA, LO RECOMENDABLE SERÍA:

- **Primero tener una idea de la cantidad de verdura que solemos comer en un día normal.** Para ello es recomendable pesarlas durante un par de días y así ser conscientes de cuánta tomamos en realidad.
- **Si es muy inferior a las cantidades que hemos mencionado,** ir aumentando progresivamente su ingesta.
- **Es importante que el aumento sea de forma progresiva,** porque nuestro aparato digestivo y nuestra flora intestinal tienen que adaptarse poco a poco a este aumento. Si pasamos de comer muy pocas verduras a ingerir muchas de golpe, es probable que se produzcan gases, distensión abdominal y molestias digestivas. Por eso es mejor empezar a aumentarlas poco a poco.
- **Intentar alcanzar un mínimo de 500 gramos** de verduras diarias (pesadas en crudo).
- **Aunque lo ideal sería consumir entre 600 y 800 gramos** (pesadas en crudo).

- **Priorizando las verduras frescas, locales y de temporada.** Y completando con buenos procesados de verduras para aquellos momentos en los que te dé más pereza lavarlas, cortarlas, pelarlas o cocinarlas (conservas de verduras, verduras congeladas, ensaladas de bolsa, etcétera).
- **Cuanto más variadas sean las verduras que consumes, mejor** (incluyendo todos los colores posibles). Y, si puedes, también es aconsejable que al menos una de las verduras que comes al día sea cruda.
- **En cuanto a la mejor forma de cocinar o comer las verduras, será aquella que más te guste.** Que te gustan en ensalada, pues en ensalada. Que las prefieres mejor asadas o a la plancha, pues asadas o a la plancha. Que aborreces las verduras hervidas, pues ¡no te las hagas hervidas! Es decir, lo importante es que las comas de la forma en que más disfrutes con ellas y que más fácil te resulte consumirlas.
- **Además, son muy versátiles,** y pueden ser un entrante, un acompañamiento, una guarnición, o formar parte de guisos, estofados, tortillas y salteados.

EN CUANTO A LA FRUTA, TE RECOMENDARÍA:

TOMAR COMO MÍNIMO UNA PIEZA AL DÍA (200 GRAMOS)

AUNQUE LO IDEAL SERÍA TOMAR UNAS TRES PIEZAS AL DÍA (ENTRE 200 Y 500 GRAMOS)

Y PRIORIZAR LA FRUTA FRESCA, ENTERA, LOCAL Y DE TEMPORADA

Es un buen momento para revisar la lista de frutas y verduras que te dejé en el apartado de alimentos reales y buenos procesados. Recuerda que todas cuentan, todas suman, todas aportan y todas sirven para aumentar nuestro consumo diario de verduras, hortalizas y frutas.

PARA TERMINAR, HE ESTADO PENSANDO DURANTE ALGUNOS DÍAS LA CANTIDAD DE FRUTA Y VERDURA QUE ESTABA CONSUMIENDO. TE LO DEJO A CONTINUACIÓN POR SI TE SIRVE DE ORIENTACIÓN:

DÍA 1

760 gramos de verduras

COMIDA: 100 gramos de cebolla y 120 gramos de pimiento rojo (salteadas con pollo y arroz).

CENA: 120 gramos de berenjena a la plancha (con atún a la plancha también) + 100 gramos de kale, 120 gramos de tomate, 100 gramos de zanahoria y 100 gramos de aguacate (crudas en ensalada).

500 gramos de fruta

DESAYUNO: 1 plátano (con el porridge de avena).

COMIDA: uvas (de postre).

MERIENDA: manzana (con unas nueces).

CENA: granada (en la ensalada).

DÍA 2

810 gramos de verduras

COMIDA: 80 gramos de cebolla, 80 gramos de zanahoria y 120 gramos de pimiento verde (guisadas con las lentejas).

CENA: 160 gramos de calabaza y 120 gramos de cebolla (pasadas primero por el micro y hechas como tortilla de verdura) + 150 gramos de tomate y 100 gramos de canónigos (crudas en ensalada).

300 gramos de fruta

DESAYUNO: uvas e higos (con el yogur).

COMIDA: melón (de postre).

CENA: sandía (de postre).

DÍA 3

850 gramos de verduras

COMIDA: 100 gramos de cebolla, 100 gramos de judías verdes, 100 gramos de pimiento rojo y 100 gramos de zanahoria (guisadas con pavo).

CENA: 300 gramos de calabacín (espiralizado y pasado por el micro para hacer «espaguetis de calabacín») + 100 gramos de tomate y 50 gramos de aguacate (batidos en crudo como un salmorejo casero).

400 gramos de fruta

DESAYUNO: 1 plátano (con los huevos revueltos con cacao).

COMIDA: uvas (de postre).

MERIENDA: 1 pera (con unas almendras).

Te animo a que tú también compruebes durante un par de días la cantidad de fruta, verdura y hortaliza que consumes. Es una forma de tomar conciencia de tu consumo diario real, y así poder saber si tienes que pensar en aumentarlo o no. Porque muchas veces no nos damos cuenta de las pocas verduras que comemos hasta que no las cuantificamos. Y este es frecuentemente el punto más débil del cambio de hábitos de alimentación. Muchas veces es incluso el factor que está limitando nuestros progresos o nos está impidiendo obtener los resultados que esperamos alcanzar.

Es posible que llegado a este punto pienses: «Vale, todo esto está muy bien... Pero ¡es que a mí no me gustan las verduras!». Y es cierto que muchas veces no comemos más verduras sencillamente porque no nos gustan. Bien por su textura, bien por su sabor, bien porque no tenemos costumbre de comerlas y nuestro paladar las rechaza o porque no sabemos escogerlas ni cómo prepararlas para que nos resulten apetecibles.

¿Qué hacemos si no nos gustan las verduras?

Las verduras, a diferencia de los ultraprocesados, no han sido diseñadas para gustar: son amargas, de textura fibrosa, de colores extraños... De hecho, si no estás habituado a comerlas desde pequeño, es todo un reto introducirlas en tu alimentación.

Además, si no estás familiarizado con las verduras, se suman otros factores que pueden ponértelo aún más difícil. Por ejemplo, saber escogerlas en su punto óptimo o prepararlas adecuadamente puede ser la clave para que pases de odiar una verdura a amarla.

Puede que haya una verdura que no te entusiasme, que se te atragante o que no puedas ni ver. No te preocupes, si comes abundante cantidad y variedad del resto de verduras, no pasa nada, seguramente puedas vivir sin ella. El problema se plantea cuando es el «concepto verdura» el que se te atraganta. En ese caso, sí que es importante ir analizando qué es lo que no te gusta de cada verdura, y probar diferentes alternativas antes de rechazarla definitivamente.

Pero ¿por qué no te gustan las verduras? El motivo más frecuente es porque el paladar se encuentra anestesiado por los sabores excesivamente intensos y palatables de los productos ultraprocesados.

En estos casos, al abandonar estos ultraprocesados, apreciaremos más y rechazaremos menos el sabor de las verduras. Sin tener que hacer nada más. Es la magia de la comida real.

POR OTRO LADO, EL SABOR Y/O LA TEXTURA DE LAS VERDURAS ES LO QUE NORMALMENTE RESULTA MÁS DESAGRADABLE. PERO TAMBIÉN PUEDE HABER OTROS MOTIVOS (MÁS FRECUENTES DE LO QUE CREES) QUE HACEN QUE UNA VERDURA NO TE GUSTE:

- **Igual no la has probado en su punto.** No es raro probar una verdura por primera vez con tan mala suerte de que te salga especialmente amarga, insípida o rancia. Es probable que a esa verdura ya le pongas una cruz para siempre sin darle una segunda oportunidad. Sin embargo, puede ser que estuviera fuera de temporada, que llevara un tiempo en una cámara de conservación, que estuviera poco madura o incluso demasiado pasada.
- **Quizá no la has preparado en su mejor versión.** Algunas verduras cambian totalmente si las comes crudas o cocinadas; si las haces al vapor, guisadas, asadas o a la plancha; si las picas, trituras o bates... Por lo tanto, es posible que no hayas encontrado todavía la forma de comerla que a ti más te gusta.
- **O, a lo mejor, no la has aliñado, condimentado o combinado adecuadamente.** Una buena vinagreta, el punto de sal, las especias o el incorporarlas de forma estratégica con otros alimentos en salteados, guisos o tortillas puede hacer que comer esa verdura se convierta en una experiencia completamente diferente.

¿Qué hacer antes de rechazar una verdura?

Mi consejo es que antes de decidir que una verdura no te gusta, le des unas cuantas oportunidades:

1. Pregúntale a alguien con experiencia

Si, por ejemplo, has comprado varias veces aguacate, pero no te ha gustado, es probable que lo hayas probado demasiado verde o demasiado maduro. Pero no lo sabes porque no tienes un buen «aguacate de referencia» con el cual comparar. Por eso, para saber si una verdura te gusta o no definitivamente, primero pídele a una persona con experiencia que te la dé a probar en su punto óptimo. Igual descubres que, cuando la pruebas en su punto, sí que te gusta.

2. Intenta cambiar o disimular lo que menos te gusta de la verdura

Prueba a cocinarla de diferentes formas. Cada manera de cocinar una verdura le aporta una textura distinta. Solo tienes que encontrar la que más te convenza:

- **Por lo general, las verduras hervidas** o guisadas en exceso son las que suelen quedar con peor textura.
- **Sin embargo, salteadas en la sartén,** en el wok, al vapor o al microondas (durante poco tiempo) tienen una textura «al dente», crujiente y más agradable.
- **Si las quieres bien cocinadas,** pero con una textura más agradable que cuando se cuecen, las puedes asar en el horno o hacerlas a la plancha.
- **También puedes conseguir una textura muy crujiente,** tipo «chips», haciéndolas en el horno con cortes muy finos y/o usando el grill.

- **Finalmente, si nada de esto te convence,** siempre puedes triturarlas para hacer un batido en crudo, una crema (fría o caliente) o un paté vegetal.
- **Y también puedes echarle más imaginación** «camuflándolas» con otras formas: como base para una pizza, en forma de cuscús, de fideos, de espaguetis, de hamburguesa o de albóndigas de verduras.

3. Disminuye el tiempo de cocción

Es muy frecuente sobrecocinar las verduras. Esto, además de hacer que pierdan más nutrientes, las deja con una consistencia y color menos agradables. Si, por el contrario, las cocinas menos tiempo, su textura quedará más crujiente y su color, brillante y llamativo.

4. Experimenta la verdura con diferentes tamaños y cortes

Picada, espiralizada, rallada, laminada...

5. Combínala con otras verduras u otros ingredientes

Mezcla verduras crudas y cocinadas. Combínalas con otros alimentos que te resulten agradables. Incorpora una pequeña cantidad de verdura y ve aumentando la cantidad poco a poco. Si, aun así sigue sin atraerte su sabor, también puedes juntarlas con otros ingredientes que tengan un sabor potente, como el ajo o el queso.

6. Aliña y condimenta sin miedo

Las verduras solas son bastante sosas e insípidas. Sobre todo si nuestro paladar todavía está bajo la influencia de los intensos sabores de los ultraprocesados. Por eso, para empezar a disfrutar con ellas, es fundamental aliñarlas y condimentarlas adecuadamente (AOVE —aceite de oliva virgen extra—, vinagre, sal, especias y hierbas aromáticas...).

Ensaladas

Otra forma fácil de aumentar su consumo es introducir como hábito al menos una ensalada al día. Además, es aconsejable que alguna de las raciones de verduras del día sea cruda. Para eso, las ensaladas son el aliado perfecto.

Es posible que al pensar en una ensalada te venga a la cabeza una mezcla insípida y poco apetecible de lechuga iceberg, tomate, pepino y cebolla. Igual, si te la imaginas con algo de atún, maíz y unas aceitunas, te motiva un poco más.

A lo mejor, si de verdad deseas mejorar tu alimentación, hasta te resignas y piensas: «Bueno, si me la tengo que comer me la como», pero sigue sin emocionarte la idea. Pues ¡no hace falta que te resignes más! Porque a continuación te voy a descubrir un montón de ideas para que tu ensalada deje de ser un sacrificio y se convierta en un placer. Vayamos por partes.

1. LA BASE DE LA ENSALADA

La «base de la ensalada» es el elemento más abundante de la misma. Influidos por la clásica ensalada mixta, estamos acostumbrados a que la lechuga sea siempre esa base. Pero ¡existen muchas otras alternativas!

- **Otras hojas verdes**: canónigos, escarola, espinacas, brotes tiernos, endivias... Incluso otros tipos de lechuga (como la de roble) pueden ser más agradables y nutritivos que la clásica lechuga blanca iceberg.
- **Coles**: repollo, lombarda, kale, brócoli o coliflor.
- **Diferentes hortalizas como base**: zanahoria rallada, tomate partido o pepino.
- **Patata, arroz, quinoa o legumbres.**

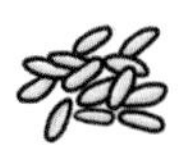

Aunque tampoco es necesario que siempre haya un elemento principal que destaque sobre los demás.

2. LOS INGREDIENTES

El tipo y número de ingredientes de la ensalada va a gusto del consumidor. Tienes muchas posibilidades.

- **Combina verduras de diferentes colores** para aprovechar los nutrientes y beneficios de todas.
- **Juega con las texturas** y combina tanto verduras crudas como cocinadas o en conserva.
- **Prueba con diferentes cortes** y tamaños de las verduras: en cubos, en rodajas, ralladas, picadas, trituradas, espiralizadas...
- **Mezcla ingredientes** salados (como el salmón o el jamón) con dulces (frutas frescas o frutas secas).
- **Incorpora elementos crujientes** como los frutos secos o las semillas.
- **Añade un contrapunto ácido con encurtidos.**

No le tengas miedo a experimentar y atrévete a descubrir nuevas combinaciones. ¡Algunas te sorprenderán!

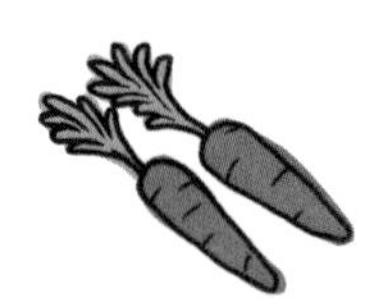

3. LOS ALIÑOS

La misión del aliño es integrar todos los ingredientes de la ensalada y mejorar el sabor de esta. Pero tan importante es no quedarse corto como no pasarse. Más no es mejor.

A modo orientativo, una regla sencilla es no utilizar más de una cucharada y media de aliño por persona. Por ejemplo, una ensalada para dos personas no necesitaría llevar más de tres cucharadas de aceite de oliva; y una ensaladilla para dos personas no necesitaría más de tres cucharadas de mayonesa. Si al terminar la ensalada queda una balsa de aceite en el plato, *tas pasao.*

4. TAMAÑO Y CANTIDADES

El tamaño importa. Hacer una ensalada al centro para ocho personas no es suficiente como ración de ensalada del día. Dos hojas de lechuga y una rodaja de tomate adornando el plato tampoco. Lo ideal es que la ensalada sea individual o, como mucho, para compartir entre dos.

Las hojas son muy voluminosas, pero pesan poco. Por eso es aconsejable añadir también otras verduras u hortalizas a la ensalada. Por ejemplo, una ensalada individual podría llevar:

50 GRAMOS DE HOJAS
(LECHUGA, ESPINACAS, CANÓNIGOS, RÚCULA...)
50 GRAMOS DE ZANAHORIA
100 GRAMOS DE TOMATE
50 GRAMOS DE PIMIENTO
50 GRAMOS DE PEPINO

Estas cantidades pueden parecerte excesivas si no tienes la costumbre de comer verduras. Incluso ser indigestas y producirte gases. Por eso considéralas solo como referencia y empieza poco a poco, aumentando la cantidad de forma progresiva conforme te vayas acostumbrando y las vayas tolerando.

5. ENSALADA COMO PLATO ÚNICO

Las ensaladas pueden ser un maravilloso entrante, un primer plato o un acompañamiento. Y también pueden convertirse en un plato único o principal. Pero, ¡ojo!, una ensalada solo de verduras y hortalizas, por muy saludable que sea, no es un plato completo ni suficiente como para constituir una comida o una cena.

Si quieres comer o cenar solo una ensalada, asegúrate de que sea una ensalada completa. Para ello puedes combinar verduras y hortalizas con alimentos ricos en proteínas e hidratos de carbono y complementarla con frutos secos, semillas, frutas, encurtidos, especias y un buen aliño. Por ejemplo:

- **Una ensalada de garbanzos cocidos** con cebolla, pimiento rojo, zanahoria, tomate, pepinillos y queso.
- **Una ensalada de arroz con aguacate**, tomate, cebolleta, rúcula, atún, nueces y pasas.

Estas ensaladas son una estupenda opción si tienes que llevarte la comida al trabajo en un tupper.

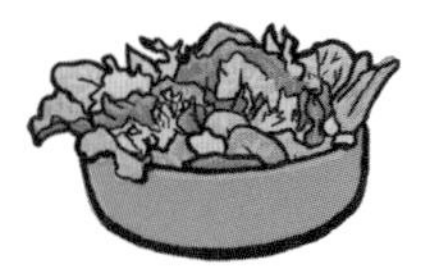

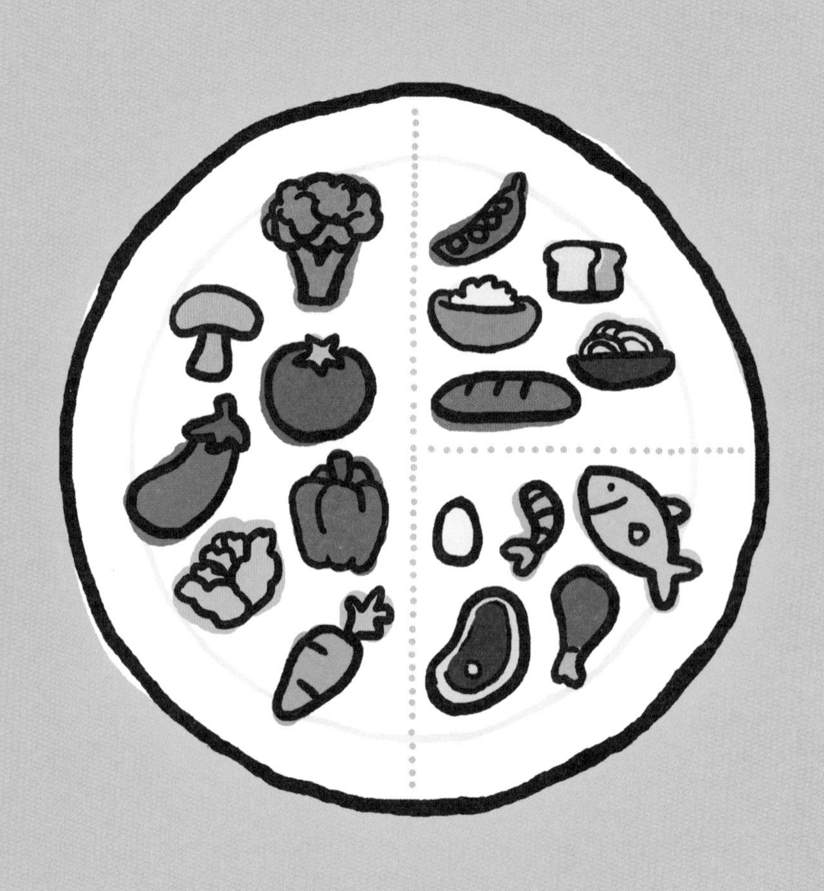

CAPÍTULO

2

CÓMO COMER

Bueno, pues ahora que ya sabes cuáles son los alimentos reales que deberían ser la base de tu alimentación, lo siguiente que quiero que aprendas es cómo combinarlos para que, además, tu alimentación sea completa y te aporte todos los nutrientes que necesitas. Para ello voy a enseñarte cómo componer un plato saludable para tus comidas principales del día (mediodía y cena). Y más adelante te explicaré por qué siempre digo que la salud empieza en la cocina.

COMPONER UN PLATO SALUDABLE

La estrategia para preparar un plato saludable es muy sencilla, y solo hay que conocer tres cosas:

1	2	3
Los elementos principales o «protagonistas» que debe tener un plato completo y saludable.	Los alimentos que no van a actuar como «protagonistas» sino como «complementos».	Las proporciones adecuadas de los alimentos «protagonistas» del plato.

Protagonistas del plato

Van a ser los alimentos necesarios para que el plato sea completo y saludable. Son los que dan sentido al plato:

1. Las verduras y hortalizas.

2. Los alimentos ricos en proteínas de calidad:

- Huevos
- Carnes: ternera, pollo, pavo, cerdo, conejo...
- Pescados: boquerones, caballa, salmón, merluza, lenguado, lubina...
- Mariscos (moluscos y crustáceos): mejillones, almejas, gambas, navajas, calamares...
- Legumbres

3. Los alimentos ricos en hidratos de carbono (no procesados):

- Legumbres
- Pseudocereales y cereales de grano entero: arroz, maíz, quinoa, trigo sarraceno, mijo, amaranto, teff, etcétera
- Tubérculos: patata, boniato, etcétera

Complementos del plato

Son alimentos que no resultan necesarios para que el plato sea completo y saludable. Es decir, son prescindibles. Si los quitamos, el plato sigue teniendo sentido.

Se añaden en pequeñas cantidades y su función es complementar o acompañar a los alimentos protagonistas. Por ejemplo, pueden aportar sabor, textura, etcétera.

ALIÑOS Y CONDIMENTOS: ACEITE, VINAGRE, SAL, ESPECIAS.
FRUTOS SECOS, SEMILLAS Y FRUTAS SECAS.
ENCURTIDOS, QUESO Y JAMÓN SERRANO Y ASADO.

Proporción de cada alimento protagonista

1. **Verduras y hortalizas**: **≥ 50% del plato**
2. **Alimentos ricos en proteínas**: **≥ 25%**
3. **Alimentos ricos en hidratos de carbono**:
   - Para personas sedentarias (la mayoría de la población): en tamaño «guarnición».
   - Para personas con mayor actividad o ejercicio físico: la proporción será mayor, adaptándola a cada situación.

Aunque lo representemos como un solo plato, en realidad da igual que sea en forma de plato único o que los alimentos vayan separados entre un primero y un segundo, o en forma de entrante o guarnición. Por ejemplo, que las verduras sean una ensalada aparte o un gazpacho. Al final, lo importante es que de una manera u otra estén presentes estos alimentos protagonistas.

COCINAR UN PLATO SALUDABLE

Todo lo que comemos repercute de forma directa en nuestra salud. Es importante tanto la calidad de los alimentos que ingerimos como la manera en que estos han sido elaborados para que nos los comamos. Influyen desde el tipo de aceite utilizado hasta la técnica de cocción empleada (asado, cocido, salteado, frito...).

Por este motivo, dejar que otros cocinen por nosotros es depositar nuestra salud en sus manos. Y no sé a ti, pero a mí no me gusta dejar mi salud en manos de cualquiera...

Cuando compramos y consumimos productos ultraprocesados, es la industria la que está cocinando por nosotros. Nuestra salud se está cocinando en una fábrica. Y el objetivo fundamental de la industria es conseguir un producto rentable económicamente: gastar lo mínimo posible en las materias primas para su elaboración y conseguir el mayor número de ventas del producto. Esto no significa que la industria alimentaria sea un monstruo que quiera hacernos enfermar, pero nuestra salud tampoco es su principal prioridad.

Hay muchas diferencias, algunas sutiles pero importantes, entre elaborar y cocinar nuestros propios alimentos o que «nos los den ya cocinados». Puede que nunca te hayas parado a analizarlas con detenimiento. ¿Se te ocurre alguna antes de seguir leyendo? A mí se me ocurren unas cuantas...

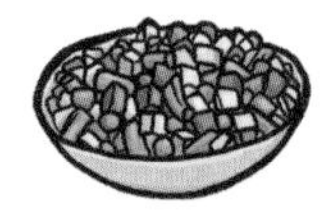

Ventajas de cocinar

1. **Puedes elegir la calidad de los ingredientes que utilizas.**
   Por ejemplo, aceite de oliva virgen en lugar de aceites vegetales refinados.
2. **Conoces su procedencia y nivel de frescura.**
   Puedes comprar pollo campero, huevos de gallinas en libertad, escoger legumbres españolas y comer verduras locales y de temporada recolectadas hace dos días.
3. **Optimizas la calidad nutritiva de tus platos.**
   Cuanto más frescos sean los productos y menos agresivas sean las técnicas de cocción, más nutrientes conservarán. Y cuanto menor sea su procesamiento, menos componentes perjudiciales contendrán.
4. **Añades la cantidad justa de cada ingrediente que tú quieres en tu plato.**
   La cantidad de sal, de aceite o de endulzante en caso necesario.
5. **Consigues platos personalizados a tu gusto.**
   Los preparas con la proporción de cada ingrediente que tú eliges y utilizas las especias o aderezos que más te gustan.

Además de todo esto, cocinar te aporta otros beneficios que igual no te esperabas. ¿Sabes cuál es la clave de que un cambio de alimentación tenga resultados y sea un éxito? ¡La clave está en que te guste ese cambio!

Da igual cuáles sean los motivos por los que quieres cambiar tu alimentación y los objetivos que busques. Solo los obtendrás si disfrutas del camino hasta conseguirlos. Y una vez que los hayas alcanzado, solo podrás mantenerlos si sigues disfrutando con lo que haces. Por cierto, te acabo de descubrir el secreto por el cual la mayoría de las «dietas» fracasan. Y ¿por qué es fundamental cocinar cuando quieres cambiar hacia una alimentación saludable? ¡Porque cocinar te va a permitir disfrutar de ese cambio!

Los alimentos reales son materias primas o ingredientes a los que tenemos que dar forma en nuestra cocina. Podemos combinarlos, aliñarlos y condimentarlos, prepararlos de maneras diferentes, elaborar recetas dulces y saladas, y crear platos espectaculares que nos hagan disfrutar con ellos. De hecho, cocinar es el único truco para conseguir que los alimentos reales nos gusten tanto o más que los ultraprocesados. ¡Y la única forma de no necesitarlos ni echarlos en falta!

Y, además, una vez que este estilo de alimentación saludable forme parte de tu vida... ¡Ya no querrás abandonarlo! ¿Para qué lo vas a dejar? No te merecerá la pena abandonar un estilo de alimentación del cual disfrutas... ¡Incluso más de lo que disfrutabas antes!

En resumen:

- Cocinar te permite elegir la calidad, la frescura y la cantidad de los ingredientes de las cosas que comes. Esto tiene ventajas directas sobre el valor nutricional de tu comida y sobre tu salud.

- Cocinar hace que comer saludable deje de ser algo monótono, aburrido y de lo que te canses rápidamente. Gracias a la cocina conseguirás disfrutar de la comida real y de una alimentación saludable. De esta manera, podrás (y querrás) mantenerla para siempre.

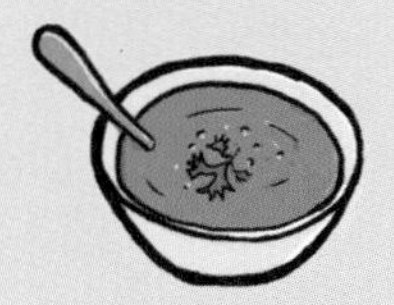

Y ESTE ES EL ÚNICO SECRETO DEL ÉXITO.
POR LO TANTO, ¡LA SALUD EMPIEZA EN TU COCINA!

¿Es la primera vez que pisas la cocina?

Si no te has metido nunca a la cocina... ¡No pasa nada! Cocinar no significa ser un masterchef. En realidad, lo único que necesitas es atreverte a combinar ingredientes hasta que consigas un resultado que a ti te guste. Te equivocarás, sí. Y no una ni dos, ¡sino muchas veces! ¿Y qué? Eso nos pasa a todos al principio...

Además, por suerte no hace falta que hagas experimentos ni que mezcles cosas al tuntún desde cero. Para empezar, puedes copiar y tomar como referencia las ideas que comparto en mis redes sociales o en mis cursos. Después siempre tendrás tiempo de adaptarlas y darles tu toque personal.

Bien, ahora que la falta de experiencia y de ideas ya no es un problema, seguro que lo siguiente que se te viene a la cabeza es la falta de tiempo o de dinero. Y aunque se piensa que comer bien sale caro o que te quita mucho tiempo en la cocina, la realidad es que no se necesita ni mucho tiempo ni mucho dinero para comer rico y saludable:

- **Se pueden preparar recetas sencillas y deliciosas.** Nada de elaboraciones complejas, rebuscadas ni técnicas de alta cocina. No hacen falta esferificaciones para comer bien.
- **También se pueden cocinar muchos platos rápidos y saludables** con tiempos de preparación que rara vez exceden los quince minutos.
- **No se necesitan mil utensilios de cocina ni artilugios de vanguardia.** Con cuatro cacharros básicos se hace todo.
- **Los alimentos de moda, superalimentos o suplementos exóticos y de precio prohibitivo son completamente prescindibles** para una alimentación saludable. Pueden utilizarse materias primas e ingredientes tradicionales, aptos para todos los bolsillos.

Así que ¡no le tengas miedo a cocinar! No hacen falta grandes dotes culinarias, ni mucho tiempo, ni una gran inversión de dinero. Solo necesitas ganas, algunas ideas y mucha práctica.

Y, para que te lances sin miedo, a continuación voy a darte algunos consejos básicos para que empieces a cocinar tus alimentos, aprovechando al máximo sus nutrientes y minimizando la producción de sustancias perjudiciales con el cocinado.

¿Cuál es la mejor forma de cocinar tus alimentos?

Estar a dieta siempre ha sido sinónimo de cocinar a la plancha o al vapor. Pero esta limitación solo contribuye a la monotonía, al aburrimiento y al fracaso de cualquier dieta. ¡Y mira que a mí me encanta el pollo a la plancha y el brócoli al vapor! Además, son técnicas de cocción que tienen sus ventajas, como ahora veremos... Pero es un mito que para comer saludable solo podamos usar estas formas de cocinar. Si tuviéramos que resumir las características del método óptimo de cocinar los alimentos, sería aquel que:

- Haga que se aprovechen mejor sus nutrientes y se pierdan los menos posibles.
- Genere menos sustancias perjudiciales o tóxicas.
- No añada calorías innecesarias.
- Se adapte a tu disponibilidad y a tu tiempo.
- Te haga disfrutar de lo que comes.

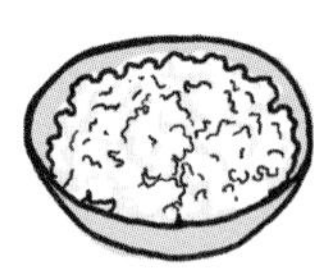

VAMOS A IR VIENDO CON MÁS DETALLE CADA UNO DE ESTOS PUNTOS:

1. NUTRIENTES

Los nutrientes se pueden perder por diferentes motivos cuando cocinamos los alimentos. Por un lado, muchos nutrientes se destruyen con el calor. Cuanto mayor sea la temperatura a la que se somete el alimento, mayor será su pérdida. Las técnicas con las que se alcanzan mayores temperaturas son:

Además de la temperatura, también influye el tiempo. De manera que se perderán más cuanto más tiempo esté expuesto el alimento a esa alta temperatura. Por este motivo, las técnicas que utilicen menores temperaturas o menor tiempo de cocinado los conservarán mejor. Por ejemplo:

LAS BRASAS
EL GRILL
LA FRITURA
EL HORNEADO
LA PLANCHA

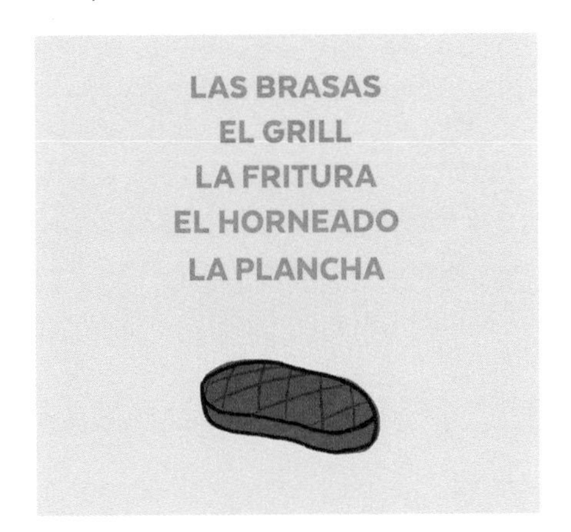

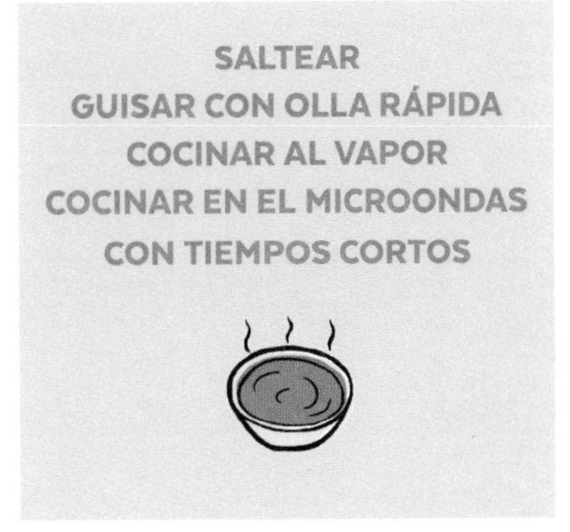

Por otro lado, cuando se cuecen o hierven los alimentos, los nutrientes se diluyen en el agua, y se pierden si este agua se tira. Por eso lo ideal es no desechar el caldo de cocción sino utilizarlo o guardarlo para usarlo en otra ocasión.

Para terminar, solo decir que existen algunas técnicas como cocinar al vapor el brócoli que pueden incluso aumentar sus nutrientes.

2. SUSTANCIAS TÓXICAS

Cuando los alimentos se someten a temperaturas excesivamente altas, se pueden producir diferentes sustancias perjudiciales o tóxicas (benzopirenos, acrilamida, etcétera). A modo de resumen, esto tiene lugar sobre todo:

- **En las partes de los alimentos que se doran, churruscan o carbonizan.** Ya sea al freír, al tostar, al asar, al hacer a la brasa, al grill o a la plancha.
- **Cuando los aceites se someten a las elevadas temperaturas de las frituras.** Sobre todo cuando son aceites poco estables a estas altas temperaturas (como los aceites vegetales de semillas, canola, girasol...). Y peor cuanto más se reutilicen.
- **Las técnicas que menos sustancias tóxicas producen son las que no sobrepasan los 100°C y que cocinan en un medio húmedo.** Por ejemplo, cocer, guisar, estofar, cocinar al vapor, a baja temperatura, en olla lenta u olla rápida.
- **Algunos estudios** también han visto que el uso de especias y marinados puede reducir la producción de estas sustancias tóxicas.

3. CALORÍAS INNECESARIAS

Muchas veces añadimos calorías innecesarias al cocinar sin darnos cuenta. Y lo peor es que proceden de productos poco saludables como las harinas, azúcares o aceites refinados, sometidos a altas temperaturas. Te pongo algunos ejemplos:

- Usar harina o pan rallado para rebozar, empanar, enharinar... ¡Y encima después freír!
- Utilizar harina para elaborar o espesar salsas.
- Añadir azúcar para endulzar o matar la acidez.
- Freír patatas o verduras.

Y TAMBIÉN TE DEJO ALGUNAS ALTERNATIVAS Y TRUCOS:

- **Rebozar solo con huevo,** o incluso con frutos secos crudos picados, y prescindir de la harina y el pan rallado.
- **Utilizar patata, boniato, calabaza, chirivía o zanahoria** para darle consistencia a las salsas. Si además pasas una parte de ellos por la batidora, la salsa se quedará perfectamente espesa.
- **Añadir frutas secas o verduras dulces** para endulzar y matar la acidez.
- **Cocinar (o precocinar)** las verduras y las patatas en el microondas. Finalmente, puedes darles un toque salteándolas en la sartén si quieres. De esta forma ahorras tiempo y aceite.
- **También se pueden cocinar en el horno** las patatas o verduras sin necesidad de usar la gran cantidad de aceite que se utiliza al freír.

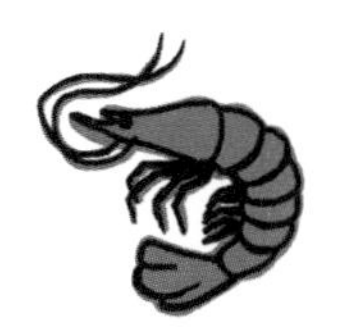

4. EL TIEMPO

Nuestro tiempo es oro, y en muchas ocasiones este brilla por su ausencia. Por lo que a veces lo prioritario es buscar una forma de cocinar que podamos compatibilizar con nuestro ritmo de vida. Que se adapte a nuestras circunstancias. Para eso necesitamos conocer herramientas y maneras de cocinar que sean rápidas, que nos permitan realizar otras actividades paralelas y que nos ahorren tiempo. Y no estoy hablando de robots de cocina carísimos. Hay cosas mucho más sencillas y económicas que te pueden servir. ¡Y la mayoría las tienes ya en casa!

- **Una olla rápida** que te permite preparar una comida completa en minutos.
- **Una olla lenta** (slowcooker) que te cocine durante la noche lo del día siguiente.
- **Un horno** para preparar cualquier pescado en quince minutos, y mientras haces otras cosas.
- **Una vaporera** para cocinar verduras en menos de diez minutos.
- **Un microondas** que te cocina patatas y verduras en pocos minutos, sin tener que estar pendiente.
- **Unos salteados** o revueltos rápidos.
- **Una plancha** para salir del paso con unos filetes.

Y además de cómo cocinemos, no olvidemos que para maximizar el disfrute también es fundamental que la comida esté bien combinada, sazonada, condimentada y aliñada.

5. EL DISFRUTE

La última condición, pero no por ello la menos importante, es que te guste cómo queda lo que cocinas. Porque si no te gusta no sirve para nada. Da igual que utilices la mejor técnica o la más saludable si el resultado no te hace disfrutar de lo que comes. Por ejemplo:

- **Si no te gusta el pescado cocido** o te parece muy seco a la plancha, puedes probar a hacerlo en el horno.
- **Si te resulta desagradable la textura de las verduras cocidas**, puedes probar a saltearlas o a dejarlas «al dente» cocinándolas al vapor.
- **Si la carne guisada te queda dura** y correosa, puedes hacerla en olla lenta.

En resumen:

- Prioriza las formas de cocinar que más nutrientes conservan: al vapor, cocido, guisado, salteado, horneado rápido... ¡Y no tires el agua de cocción!
- Intenta no sobrecocinar los alimentos con temperaturas excesivamente altas o durante demasiado tiempo. Así minimizarás la pérdida de nutrientes, sobre todo de las verduras.
- Evita tostar en exceso, churruscar o carbonizar los alimentos para disminuir la producción de sustancias tóxicas y perjudiciales.
- Utiliza alternativas a los rebozados, empanados o fritos. Puedes usar el microondas o el horno para cocinar o precocinar patatas y verduras. Así evitarás las sustancias tóxicas que se generan al freír con aceites refinados. Y además ahorras calorías innecesarias y dinero.
- Y por último, pero no menos importante, escoge aquellas formas de cocinar que mejor se adapten a tus gustos, a tus necesidades, a tus circunstancias y a tu vida.

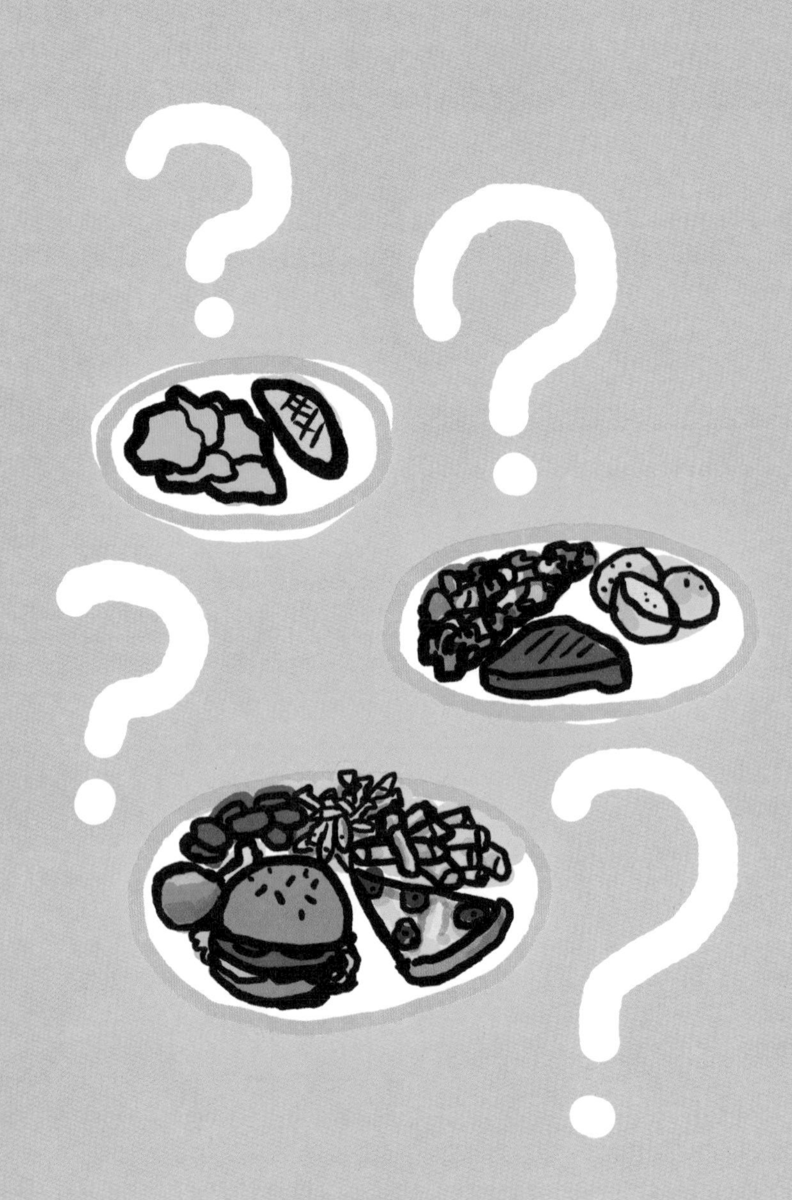

CAPÍTULO

3

CUÁNTO COMER

Ya hemos visto anteriormente cómo se compone un plato saludable, y en qué proporciones. Probablemente, la siguiente pregunta que te viene a la cabeza es: ¿cuál debe ser el tamaño de este plato saludable? Es decir, ¿cuánta comida debo poner en mi plato? La respuesta es sencilla: puedes hacer tu plato todo lo grande que necesites y poner en él la cantidad que precises para saciarte. Es decir, para quedarte sin hambre. Sí, has oído bien. Incluso si tu objetivo es la pérdida de peso. No te lleves las manos a la cabeza todavía, que a continuación te voy a explicar el porqué.

EL TAMAÑO DEL PLATO

Seguro que has oído alguna vez que «es bueno quedarse con hambre» en las comidas. Igual hasta te han aconsejado que «comas en plato de postre» o que «te quites la mitad de lo que te hayas servido». Pero ¿de verdad es esto lo más saludable? ¿Crees que ayuda a perder peso? Desde luego que el tamaño del plato importa... Pero ¡al contrario de lo que se piensa!

¿Qué ocurre si comes «en plato de postre»?

En las comidas principales es donde se concentran los alimentos más interesantes y densos nutricionalmente: verduras, legumbres, huevos, pescados, carnes, tubérculos, granos... Los alimentos que hemos visto que deben ser los «protagonistas» del plato y que, además, son los que tenemos que priorizar en nuestra alimentación.

Por lo tanto, si se aplica la estrategia de comer un plato pequeño en las comidas principales o de quedarse con hambre, lo que se está reduciendo son, precisamente, estos alimentos más nutritivos, saciantes e importantes de la dieta. O sea, los que menos interesa recortar, porque nos aportan mayor valor nutricional y nos ayudan a regular el hambre durante la propia comida y durante el resto del día.

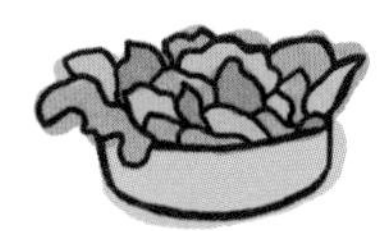

Pero, además, hay otro problema. Resulta que comer en platos pequeños tiene efectos colaterales que no solemos tener en cuenta. De hecho, suele ocurrir que cuanto más pequeño es el plato de comida que nos servimos:

- **Mayor es el mendrugo de pan** que lo acompaña.
- **Más grande el trozo de queso** que acaba cayendo.
- **Mayor es el tamaño** del postre.
- **Más apetece** el chocolate a la media hora.
- **Antes reaparece el hambre** después de haber comido.
- **Más snacks se necesitan** antes de la siguiente comida de verdad: merienda uno, merienda dos, aperitivo, picoteo antes de cenar...
- **Y más compulsiva y descontrolada es la ingesta** de las «ocasiones especiales»: una comida con amigos, una cena fuera de casa, una tarta de cumpleaños, una boda...

Es decir, acabamos sustituyendo los alimentos que deberían tener el papel protagonista en nuestra alimentación por otros alimentos y snacks que deberían tener solo el papel de complemento. En el mejor de los casos, estos complementos serán fruta, frutos secos, chocolate con más de un 85% de cacao o algún lácteo de calidad. Y, en el peor, serán productos procesados poco saludables.

Al final, acabamos basando nuestra alimentación en snacks y complementos en lugar de comer alimentos protagonistas.

En resumen:

Servirse platos pequeños y comer menos en las comidas principales no parece la mejor estrategia, si tenemos en cuenta que:

- Empeora tu patrón de alimentación, al reducir y desplazar los alimentos más nutritivos e interesantes.
- Te dificulta el control del hambre, porque recorta los alimentos que más contribuyen a la saciedad.
- Hace que necesites consumir más complementos y snacks, que aportan menos valor nutricional y más densidad calórica.
- Disminuye tu capacidad de controlar la ingesta en las «ocasiones especiales».

EN DEFINITIVA, LA INTENCIÓN INICIAL ERA COMER MENOS, PERO AL FINAL ACABAS COMIENDO MÁS Y PEOR. ENTONCES, ¿QUÉ DEBERÍAS HACER? MUY SENCILLO:

1. **Pon en tus platos la cantidad de alimentos reales «protagonistas» que necesites** para saciarte en las comidas principales. Eso sí, mantén las proporciones que hemos visto; es decir, si haces el plato más grande, al menos el 50 por ciento deben seguir siendo verduras.
2. **Siempre que mantengas esta proporción de verduras, puedes hacerte el plato lo grande que quieras** y repetir las veces que necesites hasta que te quedes bien («bien» significa no quedarse con hambre, pero tampoco con el estómago demasiado lleno sin poder respirar...).
3. **No conviertas los snacks y complementos en los protagonistas** de tu alimentación. Procura que sean solo eso: complementos.
4. Y si quieres recortar en algo, **mejor recorta en snacks** que en el tamaño del plato de comida principal.

LA CENA

Bueno, pues ya has aprendido a componer un plato saludable, sus proporciones y la cantidad de comida que debería llevar. Pero... ¿este plato es solo para la comida del mediodía? ¿No será demasiado para la cena? ¿No debería evitar los hidratos de carbono por la noche? No, no y no. Esta estrategia para componer un plato saludable se puede (y se debería) usar en las comidas principales del día. Es decir, tanto en la comida como en la cena. ¡Incluso si tu objetivo es perder peso!

De hecho, la cena es una de las comidas más infravaloradas y maltratadas del día. Y cenar poco y mal es un hábito muy extendido. Entre el ritmo de vida, el cansancio, la pereza, la falta de tiempo o de ganas, acaba convirtiéndose en un picoteo o snack.

Otro motivo por el cual se tiende a cenar poco es por miedo a engordar. Pensamos que como nos vamos a dormir, «ya no lo quemamos».

Y esto de cenar poco y mal es un verdadero problema, porque la cena es una comida mucho más importante de lo que se cree. ¿Por qué? Muy sencillo, porque lo que ingerimos en la cena va a influir en:

- **La calidad del sueño y descanso nocturno.**
- **La reparación y regeneración de tejidos dañados.**
- **La regularización de nuestros ritmos biológicos (sincronización de ritmos circadianos).**

Por este motivo es fundamental que nuestra cena se base en los alimentos reales más nutritivos y que más valor aportan a nuestra alimentación (verduras, tubérculos, granos, legumbres, huevos, pescado, marisco, carne...). Es decir, que sea un plato saludable como el que ya has aprendido a componer. Pero, además de lo que comemos, también importa la cantidad y el tiempo que pasa hasta que nos acostamos. Vamos a ir viendo todo esto a continuación.

¿La cena engorda más que otras comidas?

Existe la creencia de que lo que comemos por la noche engorda más que lo que comemos el resto del día. Por un lado, parece lógico pensar que «como ya no vamos a poder quemar lo que cenemos, se va a acumular como grasa». Pero no es cierto. El cuerpo no funciona así. Es verdad que después de cenar la actividad física que solemos realizar es mínima. Nos vamos a dormir y poco más. Pero que no nos movamos, no significa que nuestro cuerpo se limite a almacenar como grasa todo lo que ingerimos en la cena.

POR EL CONTRARIO, POR LA NOCHE EL CUERPO UTILIZA LA ENERGÍA Y LOS NUTRIENTES DE LO QUE CENAMOS PARA:

- **Recargar lo que hemos ido gastando** y que no se haya repuesto a lo largo del día (por ejemplo, glucógeno hepático y muscular).
- **Reparar las células y tejidos dañados**, regenerar y construir nuevos (por ejemplo, músculo después de un entrenamiento).

POR LO TANTO, QUE LA CENA SE ACUMULE MÁS O MENOS COMO GRASA Y «ENGORDE» DEPENDERÁ DE:

1.
LA ACTIVIDAD Y EL EJERCICIO QUE HAGAS DESDE QUE TE LEVANTAS
2.
LO QUE COMAS A LO LARGO DEL DÍA
3.
SI ENTRENAS O REALIZAS EJERCICIO JUSTO ANTES DE CENAR

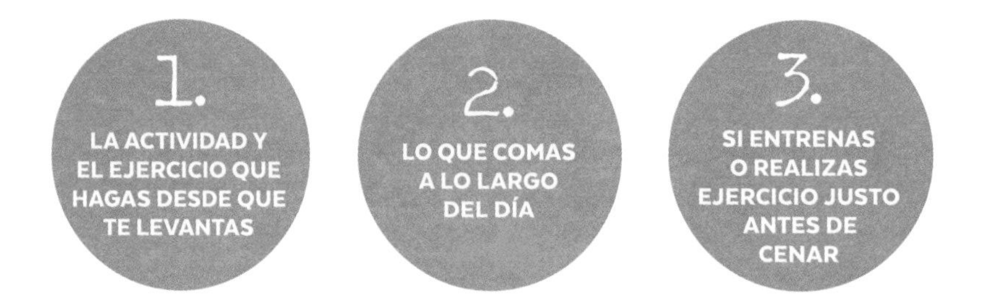

Teniendo todo esto en cuenta, el tamaño de la cena tendrá que adaptarse según tus circunstancias.

¿Si se cena poco se compensan los excesos?

Un hábito muy extendido es el de cenar poco para «compensar» después de una comilona. Sin embargo, castigarte sin cenar para intentar compensar una ingesta excesiva, compulsiva y descontrolada no es una buena estrategia ni compensa. Solo contribuye a perpetuar el problema y a prolongar una mala relación con la comida.

¿Es mejor cenar ligero?

Por un lado, sabemos que nuestro cuerpo utiliza mejor la comida que recibe a primera hora del día que a última hora. Esto se debe a que por la mañana nuestros tejidos se encuentran más preparados para recibir, utilizar y/o almacenar los nutrientes que ingerimos (tienen mayor sensibilidad a la insulina). Esto tiene un efecto positivo a nivel metabólico, lo que mejora, entre otras cosas, el control del azúcar en sangre.

Sin embargo, conforme avanza el día, esta capacidad para recibir nutrientes va disminuyendo, siendo mínima por la noche (hay mayor resistencia a la insulina). Por eso, cenar tarde o comer por la noche se relaciona con mayor riesgo de desarrollar enfermedades metabólicas (obesidad, diabetes, síndrome metabólico...).

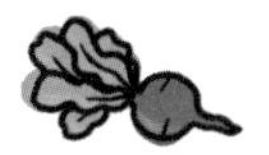

POR OTRO LADO, UNA CENA COPIOSA Y TARDÍA PUEDE AFECTAR NEGATIVAMENTE AL DESCANSO NOCTURNO PORQUE:

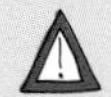

- **Durante la digestión se produce un aumento de la temperatura corporal;** mayor cuanta más cantidad de comida haya que digerir. Este aumento de la temperatura corporal dificulta conciliar el sueño y empeora su calidad.
- **Tener el estómago demasiado lleno** también resulta incómodo y dificulta el sueño.
- **Además, actúa como cronodisruptor** (altera nuestros ritmos biológicos, lo que afecta a la calidad del sueño y el descanso).

POR ESTOS MOTIVOS, INDEPENDIENTEMENTE DEL TAMAÑO DE LA CENA, A NIVEL DE SALUD METABÓLICA LO IDEAL SERÍA:

1. **Consumir la mayor parte de la comida durante la primera mitad del día** (entre el desayuno, almuerzo y comida).
2. **Comer proporcionalmente menos en la segunda mitad del día** (merienda y cena).
3. **Evitar comer por la noche o de madrugada,** respetando así el periodo de ayuno nocturno.
4. **Intentar que pase el mayor tiempo posible** desde que cenas hasta que te vas a la cama.
5. **Y, en el caso de que tengas que cenar muy tarde,** sobre todo si va a pasar poco tiempo entre la cena y la hora de acostarse, mejor que la cena sea ligera (¿qué tal algo de verdura y huevo?).

¿Se pueden comer hidratos de carbono por la noche?

La patata o el arroz llevan tiempo desaparecidos de las cenas de muchas personas, ¿por qué? Pues debido a la creencia de que los hidratos de carbono, al ser alimentos muy energéticos, por la noche no se queman y se acumulan directamente como grasa.

Es verdad que nuestro cuerpo es capaz de utilizar mejor la energía y los hidratos de carbono que recibe durante las primeras horas del día. Sin embargo, esto no significa que nuestro organismo se pare y deje de utilizar y necesitar energía por la noche. De hecho, es durante el sueño nocturno cuando se producen la mayor parte de los procesos reparativos de nuestras células y tejidos dañados, lo cual requiere bastante energía. Además, esos alimentos ricos en hidratos de carbono también van a ser utilizados por la noche para recargar los depósitos que hemos ido gastando y que no hemos repuesto a lo largo del día (por ejemplo, glucógeno hepático y muscular). Por lo tanto, los hidratos de carbono en la cena no «van a acumularse directamente como grasa».

EL DESTINO Y EL EFECTO QUE TENGAN EN TU CUERPO LOS ALIMENTOS RICOS EN HIDRATOS DE CARBONO DE TU CENA VA A DEPENDER DE:

1. LA ACTIVIDAD Y EL EJERCICIO QUE HAGAS DESDE QUE TE LEVANTAS

2. LA CANTIDAD DE HIDRATOS DE CARBONO QUE COMAS A LO LARGO DEL DÍA

3. SI ENTRENAS O REALIZAS EJERCICIO JUSTO ANTES DE CENAR

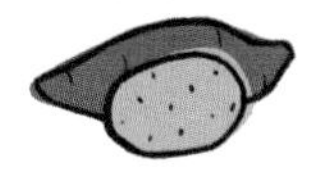

Por eso, la cantidad de hidratos de carbono que tomes en la cena (o en cualquier otra comida) tendrá que adaptarse a tus circunstancias. Por ejemplo, si eres una persona con un trabajo sedentario, que no realiza ningún ejercicio físico ni entrenamiento, es suficiente con que los hidratos de carbono sean una pequeña guarnición del plato.

Por otro lado, no todos los hidratos de carbono son iguales. Cuando hablamos de «hidratos de carbono» tendemos a meterlos a todos en el mismo carro. Tanto a los alimentos reales ricos en hidratos de carbono (patata, arroz, legumbres...) como a los hidratos de carbono procesados y ultraprocesados (harinas, azúcares y productos elaborados con ellos). Lo que no tenemos en cuenta es que todos los hidratos de carbono no se van a comportar en nuestro cuerpo de la misma manera, ni van a producir los mismos efectos.

> Cuando pensamos en «hidratos de carbono», lo primero que se nos viene a la cabeza es que su única función es aportar energía.

Y esto es cierto en el caso de los hidratos de carbono ultraprocesados, que únicamente proporcionan calorías vacías. Sin embargo, los alimentos reales ricos en hidratos no solo nos aportan energía y calorías, sino que tienen otras funciones importantes y nos suministran muchas otras cosas: vitaminas, minerales, fitoquímicos, fibra y compuestos prebióticos, saciedad, etcétera.

Por lo tanto, no va a ser lo mismo si por la noche tomas «hidratos de carbono procesados» como masas y pastas (pizza, empanadas, empanadillas, lasañas, pasta...), panes (bocadillo, sándwich, montadito, tostas...), patatas fritas, galletas o cereales industriales, que si ingieres algo de boniato, patata, arroz, quinoa o hummus como parte de tu cena.

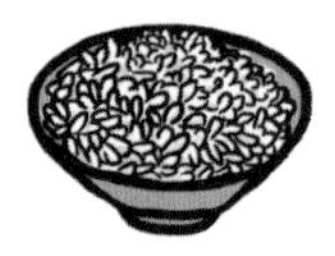

Finalmente, hay que tener en cuenta que también influyen el resto de los alimentos de la cena. Es decir, que además de la cantidad y la calidad de los hidratos de carbono que se tomen en la cena, es importante la proporción que guarden con los demás alimentos que formen parte de esta. Porque no es lo mismo que los hidratos de carbono sean los protagonistas de la cena, que si solo representan una pequeña guarnición dentro de un plato saludable.

Por ejemplo, no es lo mismo si la cena es un plato de macarrones con tomate y queso o un sándwich de fiambre de pavo, que una ensalada de arroz con huevo o un pescado con verduras y patata. En los dos primeros casos, los macarrones o el pan son los elementos que se encuentran en mayor proporción. Es decir, son los protagonistas de la cena. Estos hidratos de carbono están desplazando el lugar de las verduras, que deberían ser las verdaderas protagonistas. No se acompañan de proteínas de calidad (pescado, huevos, legumbres, carne no procesada...). Además se trata de hidratos de carbono procesados de harinas, por lo tanto, prácticamente calorías vacías. En los otros dos casos, las verduras son las verdaderas protagonistas y las que aparecen en mayor proporción en el plato.

El arroz y la patata son una guarnición o acompañamiento. La cena contiene proteínas de calidad (huevo y pescado). Además, tanto el arroz como la patata son alimentos reales, y aportan mucho más que calorías.

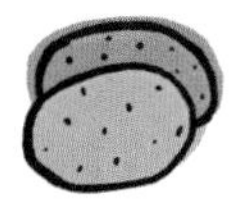

¿PODRÍA INCLUSO SER BENEFICIOSO TOMAR HIDRATOS DE CARBONO EN LA CENA?

La respuesta es que sí. Cenar alimentos reales ricos en hidratos de carbono, en la cantidad y proporción adecuada, tiene más ventajas que inconvenientes. Incluso si lo que buscamos es la pérdida de peso. ¿Cómo puede ser esto? Pues vamos a verlo a continuación:

1. **Proporcionan saciedad.**
   Esto hace que la cena sea la última comida que necesitemos antes de acostarnos. Es decir, hacen que ya no precisemos ingerir ningún otro alimento antes de irnos a la cama. Y esto es importante, porque probablemente esos picoteos de después de cenar, de antes de dormir o de mitad de la noche son mucho más perjudiciales y engordan más que acompañar la cena con una guarnición de hidratos de carbono. Es decir, que siempre será mejor que acompañes el pescado de la cena con una patata asada, a que necesites tomarte un vaso de leche con galletas antes de irte a dormir.

2. **Producen cierto efecto «relajante».**
   Esto es bastante apropiado para irnos a la cama un poco más calmados.

3. **Favorecen la producción de melatonina en nuestro cerebro.**
   Esta hormona se eleva por la noche y contribuye a tener un sueño de calidad y reparador. Por lo tanto, pueden ayudarnos a descansar mejor.

4. **Recargan depósitos.**
   Son necesarios para reponer los depósitos de glucógeno que hemos ido gastando a lo largo del día y para proporcionar la energía necesaria para nuestros procesos reparativos y regenerativos nocturnos.

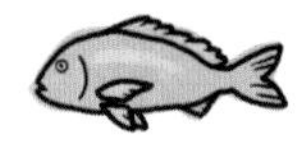

En resumen:

LA CENA ES UNA DE LAS COMIDAS PRINCIPALES DEL DÍA Y TIENE FUNCIONES VALIOSAS E INTERESANTES. DALE EL VALOR Y LA IMPORTANCIA QUE SE MERECE:

- No la bases en picoteos y complementos.
- Elabórala basándote en los alimentos protagonistas, utilizando la estrategia del plato saludable.
- Adapta su tamaño y la cantidad de hidratos de carbono a la actividad y el ejercicio que hayas hecho a lo largo del día y antes de cenar. (Recuerda que importa más lo que haces desde que te levantas hasta que cenas, que lo que haces desde que cenas hasta que te acuestas).
- Traslada la mayor parte de tu ingesta diaria a horas más tempranas del día. Por ejemplo, haz un desayuno más completo, elabora una buena comida o cena más pronto.
- Evita comer de noche o de madrugada, y respeta el ayuno nocturno.
- Procura que entre la cena y la hora de dormir pase al menos una hora y media. Y si pasa más tiempo, mejor aún.
- Y si vas a cenar muy tarde o va a pasar poco rato hasta que te acuestes, mejor que hagas una cena ligera (pero no lo conviertas en un snack).
- Puedes incluir tranquilamente en tus cenas alimentos ricos en hidratos de carbono como patata, boniato, arroz o fruta. De hecho, eliminar completamente y por definición todos los alimentos ricos en hidratos de carbono por la noche «para no engordar» puede ser hasta contraproducente y acabar provocando un efecto contrario al que buscamos.

EL NÚMERO DE COMIDAS

Ya que hemos empezado a desmontar algunos mitos muy arraigados, como el de las cenas, me gustaría derribar otra creencia muy extendida, la de las cinco comidas al día.

¿Cuántas comidas hay que hacer al día?

Todos hemos oído alguna vez que para adelgazar «hay que hacer cinco comidas al día». Se supone que de esta manera ayudamos a controlar el hambre y evitamos que se vuelva lento el metabolismo. Sin embargo, a pesar de ser una creencia muy habitual, se trata de un mito.

Comer cinco o más veces al día no evita que el metabolismo se vuelva lento.

En realidad, un «metabolismo lento» es una respuesta bastante compleja del organismo para adaptarse y sobrevivir a una circunstancia adversa. Aunque trataremos este tema más tarde, te adelanto que estas adaptaciones del metabolismo se producen como consecuencia de consumir muchas menos calorías de las que el cuerpo necesita, durante un periodo de tiempo demasiado prolongado (como es el caso de las dietas hipocalóricas mal planificadas). Por lo tanto, por muchas comidas que se hagan al día, si se sigue comiendo una cantidad insuficiente de forma crónica o prolongada, estas adaptaciones del metabolismo se van a continuar produciendo.

Por otro lado, hacer cinco comidas al día tampoco ayuda a adelgazar ni a controlar el hambre. De hecho, es posible que provoque justo lo contrario. En algunas personas, comer más veces al día puede dificultar la pérdida de grasa y hacer que se controle peor el apetito. ¿Por qué? Porque cada vez que comemos se producen picos de insulina en nuestro cuerpo.

Una función principal de la insulina es «construir» tejidos (músculo, grasa...) e impedir su destrucción. De esta manera, cuando la insulina está elevada, el cuerpo está en modo «construcción», impidiendo la movilización de nuestros depósitos de grasa. Por lo tanto, cuantas más veces se coma o se picotee al día, más tiempo se encuentra elevada la insulina. Es decir, más tiempo se pasa el cuerpo en «modo construcción» y menos en «modo destrucción» de grasa.

Otro problema es que, al hacer más comidas al día, en realidad lo que se hacen son muchos snacks. Si lo analizamos detenidamente, comidas de verdad suelen hacerse una o dos al día como mucho: la del mediodía y, con suerte, la cena. El resto suelen ser snacks y picoteos, habitualmente con productos en versiones «light» y poco saludables: lácteos azucarados, zumos industriales, galletas, magdalenas, bizcochos, barritas de cereales, barritas sustitutivas, sándwiches, bocadillos, etcétera. Estos snacks ultraprocesados se mastican, digieren, absorben y asimilan muy rápido. Por este motivo son muy poco saciantes, calman el apetito durante muy poco tiempo y el hambre vuelve enseguida.

En definitiva, al forzar de manera artificial lo de las cinco comidas, el resultado es un peor control del apetito, y esto conduce a estar comiendo y picando constantemente a lo largo de todo el día. Esto conlleva además a que la insulina se esté elevando constantemente, frenando la quema de grasa.

Entonces, ¿cuántas comidas habría que hacer al día? Si tuviera que aconsejarte en una sola frase, te diría que el mínimo número de comidas con las que te encuentres a gusto. No existe un número ideal y va a depender mucho de cada persona, de sus circunstancias y de sus necesidades. Hay quien puede hacer una o dos comidas grandes al día, teniendo energía de sobra y sin pasar nada de hambre. Pero hay quien no tolera grandes cantidades de comida de golpe, y necesita tres, cuatro, cinco o más comidas al día para sentirse cómodo y con fuerzas.

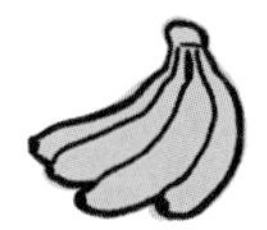

También es normal que el número de comidas diarias no sea fijo y varíe de un día a otro, en función de la necesidad de energía que tenga el cuerpo. Lo importante es saber escucharlo: si un día te pide solo tres comidas, no hace falta forzar cinco, y si otro día te pide un almuerzo o merienda, pues se lo das. Sea cual sea tu caso, lo principal es:

1. Que las comidas que hagas se basen en comida real; evita los ultraprocesados.
2. Que las comidas principales se parezcan más a un «plato» que a un «snack».
3. Que el desayuno esté formado por huevos, fruta, frutos secos, verduras, avena, yogur natural... En lugar de galletas o cereales industriales.
4. Que la comida y la cena incluyan verduras, proteínas de calidad (huevos, carne, pescado, marisco...) y alimentos ricos en hidratos de carbono (como legumbres, arroz, patata o boniato...).
5. Que los snacks consistan en alimentos reales: fruta, frutos secos, frutas secas, yogur natural entero sin azúcar, queso, huevos cocidos, palitos de zanahoria, tomates cherry, conservas de pescado o marisco, etcétera.
6. Que el tamaño del plato sea el que necesites para quedarte sin hambre; prioriza las comidas principales frente a los snacks.

En resumen:

- Lo ideal es hacer el menor número de comidas que el cuerpo te pida, sin pasar hambre, pero sin obligarte a hacer cinco comidas al día.
- Evitar picotear frecuentemente.
- Y que todas las comidas o snacks que hagas se basen en alimentos reales y no en ultraprocesados.

EL DESAYUNO

Lo ideal es escuchar a tu cuerpo y hacer el mínimo número de comidas con el que te sientas a gusto. Pero ¿qué pasa con el desayuno? ¿Y si tu cuerpo no te pide desayunar por la mañana? Seguro que alguna vez has oído que el desayuno es «la comida más importante del día» y que no deberías saltártela. Entonces ¿qué haces? No te preocupes, voy a sacarte de dudas, pero vayamos por partes.

¿Es el desayuno una comida importante?

La respuesta es sencilla: sí. Seguro que lo primero que piensas es que su importancia radica en que nos aporta energía para aguantar la mañana (ser productivo en el trabajo, atender bien en clase, etcétera). Sin embargo, sus funciones y su importancia van más allá de ese aporte de energía mañanera. Lo que tomas en el desayuno también va a influir en:

- **Tu salud metabólica.**
- **El hambre que tengas a lo largo de todo el día.**
- **Tus ritmos circadianos y tu descanso nocturno.**

Pero ¡ojo!, lo que desayunas es más importante que el hecho de desayunar. Antes de seguir hablando de la importancia del desayuno es imprescindible recordar que los alimentos que lo componen son aún más importantes que el propio hecho de desayunar. ¿Esto qué quiere decir? Que no todo vale.

Que si el desayuno se basa en productos ultraprocesados pierde toda su importancia. De hecho, no solo deja de ser importante, sino que se convierte en un problema. Es decir, si lo que vas a tomar es lo que venden en la «sección de desayunos» del supermercado (galletas, cereales de desayuno, magdalenas, bollería, pan de molde...), mejor que no desayunes. Porque ninguno de los beneficios del desayuno que vamos a ver a continuación son aplicables si está formado por estos productos.

Por lo tanto, para que el desayuno importe y aporte valor a tu alimentación es un requisito indispensable que se base en alimentos reales. (No te preocupes que enseguida te voy a dar un montón de ideas de desayunos saludables). Partiendo de esta premisa, ¡continuemos!

1. El desayuno y la salud metabólica

Como su propio nombre indica, el desayuno es la comida con la cual se rompe el ayuno nocturno. Es decir, es la primera comida que hacemos después de muchas horas sin ingerir alimentos, y el cuerpo los va a recibir con los brazos abiertos.

Tal y como vimos cuando hablamos de las cenas, la forma en la que distribuimos los alimentos y la energía que consumimos a lo largo del día tiene una repercusión directa en la salud metabólica.

Por la mañana es cuando nuestros tejidos se encuentran más preparados para recibir, utilizar y/o almacenar los nutrientes que ingerimos. Por ese motivo conviene que la mayor proporción de alimentos y de energía se consuman durante las primeras horas del día. Esta distribución se asocia con menor riesgo de desarrollar problemas y enfermedades metabólicas: resistencia a la insulina, diabetes tipo 2, obesidad, síndrome metabólico, etcétera.

Una forma fácil de conseguir esta distribución de comida es empezar el día haciendo un desayuno saludable, completo y energético.

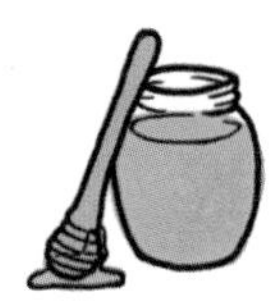

2. El desayuno y el control del hambre

Lo que desayunas no solo influye en que tengas más o menos hambre a lo largo de la mañana. Tanto su tamaño como el tipo de alimentos que forman parte de él contribuyen a la saciedad a lo largo de todo el día. Es decir, que sientas menos hambre en la cena puede depender de lo que hayas desayunado ese día. ¿Qué se debería tomar para conseguir este objetivo?

UNA FUENTE DE PROTEÍNAS DE CALIDAD (COMO HUEVOS, ATÚN, SALMÓN, QUESO, YOGUR, LEGUMBRES...)

ALIMENTOS RICOS EN GRASAS SALUDABLES (AGUACATE, FRUTOS SECOS, SEMILLAS...)

GRANOS DE CEREALES ENTEROS (ARROZ, AVENA...)

TUBÉRCULOS (BONIATO, PATATA...)

FRUTA ENTERA

3. El desayuno y el descanso nocturno

No creas que la cena es la única comida que influye en el descanso nocturno. Somos seres tan increíblemente complejos que algo que hacemos o dejamos de hacer por la mañana puede afectar a lo que ocurra durante la noche siguiente. Y puedes preguntarte: «¿Me estás diciendo que puede influir el desayuno en cómo duermo por la noche?». ¡Sí! El desayuno ayuda a regular y sincronizar nuestros ritmos biológicos (ritmos circadianos). Por ejemplo, la ingesta de alimentos a primera hora de la mañana puede influir en la adecuada secreción nocturna de melatonina (hormona del sueño). Esto afecta directamente a la calidad de nuestro sueño y descanso nocturno.

¿Qué pasa si no desayuno?

Como has visto, desayunar conlleva una serie de beneficios y ventajas para la salud. Por lo que si puedes desayunar, hazlo. Pero es posible que cuando te levantes por la mañana no te entre nada, o como mucho un café o infusión.

ESTO PUEDE DEBERSE A VARIOS MOTIVOS:

- **Que cenes mucho o muy tarde.** Por eso te despiertas saciado y sin hambre.
- **Que te levantes con estrés y ansiedad** o que vayas con el tiempo justo por las mañanas. Aquí lo que ocurre es que las hormonas del estrés te dejan inapetente. ¿Te despiertas con más apetito los fines de semana o en vacaciones? Entonces puede que este sea tu caso.
- **Simplemente que tengas menos hambre** porque tu ritmo circadiano sea de predominio vespertino (quiere decir que eres una persona que de forma natural está más activa y funciona mejor por la tarde-noche).

Sea cual sea tu situación, el resultado final es que tu desayuno (o primera comida del día) lo sueles hacer a media mañana.
Esto no tendría por qué representar un gran problema... si no fuera porque a media mañana es bastante difícil tener acceso a un desayuno completo y saludable.

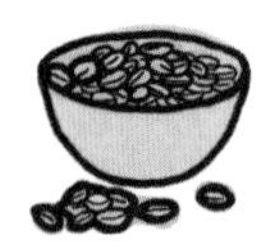

En resumen:

Desayunar es importante y tiene una serie de ventajas para tu salud, siempre y cuando se trate de un desayuno saludable basado en alimentos reales. Por eso, si tu cuerpo te lo pide, aprovecha y empieza el día con una buena dosis de nutrientes y energía. Si, por el contrario, tu cuerpo no te pide desayunar a primera hora:

- No tomes cualquier «ultraprocesado de desayuno» por el hecho de comer cualquier cosa (galletas, cereales, bollos...). Es mejor no desayunar que tomar eso.
- Piensa si hay alguna circunstancia que te esté quitando el hambre por las mañanas y que puedas cambiar:
    1. ¿Cenas mucho o muy tarde? Puedes probar a cenar más temprano o hacer una cena más ligera.
    2. ¿Tienes poco tiempo y/o mucho estrés por las mañanas? Utiliza estrategias y trucos de planificación (como dejarte el desayuno y otras cosas preparadas por la noche) para quitarte estrés. Igual merece la pena levantarse un poco antes para poder hacer las cosas más tranquilamente. Y en lugar de desayunar nada más levantarte, otra opción es dejarlo para lo último. Cuando ya tengas todo lo demás preparado y controlado, te apetecerá mucho más disfrutarlo.
- Y si definitivamente no vas a desayunar, asegúrate de tener disponible una opción saludable para cuando te apetezca hacer tu primera comida del día. Sea la hora que sea. No dejes tu desayuno en manos de una máquina expendedora o de la pastelería más cercana.

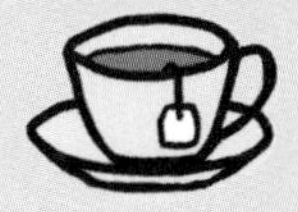

¿Es el desayuno la comida más importante del día?

No. El desayuno es una comida más del día. Aunque tenga unas funciones destacadas, no quiere decir que sea más importante que ninguna otra. Ni tampoco que tenga que ser diferente ni que existan «alimentos especiales de desayuno». Cualquiera de los alimentos saludables que ingerirías en otra comida o momento del día pueden formar parte de tu desayuno.

Y, por otro lado, igual que no comes y cenas todos los días lo mismo, tampoco tienes que desayunar siempre lo mismo... Lo sé, lo sé..., ahora lo que quieres son ideas para poder poner en práctica todo esto. Pues ¡vamos a ello!

Ideas para un desayuno saludable

Ya hemos dicho que el desayuno es una comida más del día. Por lo tanto, no tendría por qué ser diferente al resto de comidas principales. ¡Espera! ¡No te asustes! No te voy a decir que desayunes merluza con patatas o estofado de lentejas. Aunque estas opciones podrían ser perfectamente válidas y saludables, estamos demasiado acostumbrados a «otro concepto de desayuno». Pero esto es una cuestión meramente cultural. Es decir, no existe ningún motivo por el cual estos platos no puedan ser nuestra primera comida del día. De hecho, no serías la primera persona que acaba desayunando los restos de la tortilla o de la ensalada de arroz de la noche anterior...

Pero como te decía, las ideas de desayuno saludable que te voy a dar hoy son mucho menos radicales. ¡Seguro que entre todas ellas encuentras la que mejor se adapta a ti! Y te prometo que no van a suponerte ningún trauma.

Para empezar, olvídate del clásico concepto de «desayuno completo» formado por **lácteo + cereal + fruta**. ¿Por qué? Porque te digo en qué se traduce este desayuno:

- **Lácteos azucarados:** batido de chocolate, leche con cacao azucarado, yogur azucarado...
- **Fruta procesada:** zumo, mermelada...
- **Harinas refinadas:** pan, cereales de desayuno, galletas...

ASÍ QUE BORRÓN Y CUENTA NUEVA. LA ÚNICA CLAVE DE UN DESAYUNO SALUDABLE ES QUE ESTÉ FORMADO POR ALIMENTOS REALES. Y ESTOS SON ALGUNOS DE LOS QUE MEJOR SUELEN ENCAJAR:

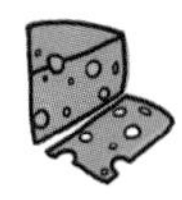

1. Alimentos ricos en proteínas:
Huevos, queso, yogur o kéfir, conservas de pescado: salmón ahumado, atún, caballa..., jamón

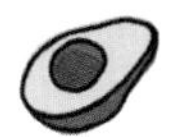

2. Alimentos ricos en grasas saludables:
Aguacate, frutos secos, semillas, chocolate con un 85% de cacao o más

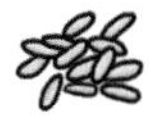

3. Alimentos ricos en almidón:
Avena, arroz, boniato, patata, legumbres, quinoa, pan del bueno

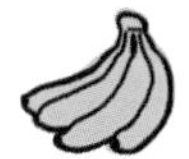

4. Fruta:
Fresca (preferiblemente), congelada, seca, deshidratada

5. Verduras:
Tomate, pimiento, rúcula

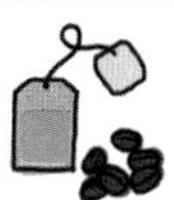

6. Bebidas:
Café, té, infusión, leche, bebida vegetal, caldo, agua

SI, ADEMÁS, QUIERES QUE EL DESAYUNO SEA COMPLETO Y ENERGÉTICO, SOLO TIENES QUE COMBINAR VARIOS DE ESTOS ALIMENTOS. UNA ESTRATEGIA SENCILLA QUE SIEMPRE SUELO ENSEÑAR ES LA SIGUIENTE:

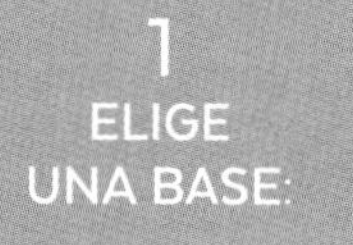

1 ELIGE UNA BASE:	2 AÑADE FRUTAS Y/O VERDURAS	3 COMPLÉTALO CON LO QUE QUIERAS:
Huevo Yogur, kéfir o queso **Granos**: avena, arroz... Pan (más adelante te enseñaré a elegirlo) **Otros**: legumbres, tubérculos, salmón, atún, jamón...	**Fruta fresca entera**: plátano, naranja, manzana, pera, higos, uvas, granada, fresas... **Fruta seca**: pasas, ciruelas secas, orejones, dátiles, higos secos... **Verduras**: tomate, aguacate, zanahoria, pimiento...	Frutos secos Semillas Jamón Queso Salmón, atún... Copos de cereales enteros Chocolate o cacao puro Canela
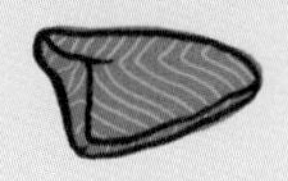	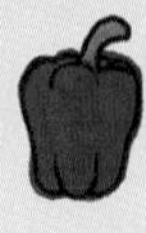	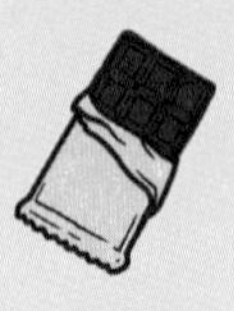

Mi última recomendación es que no desayunes siempre lo mismo. Igual que no comes ni cenas todos los días lo mismo, el desayuno también puede variar de unos días a otros. Ve alternando, atrévete a probar cosas nuevas, experimenta... Y sobre todo, ¡disfruta!

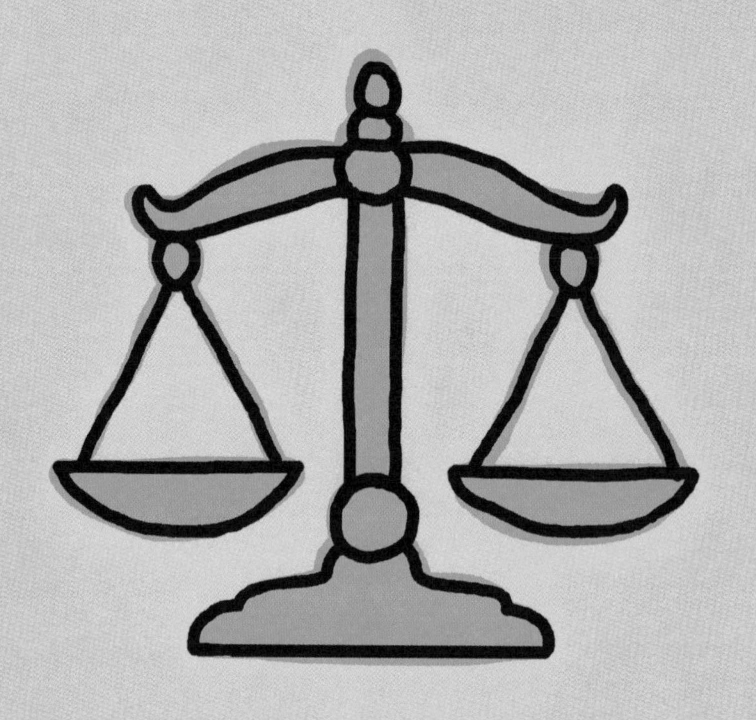

CAPÍTULO

4

CALORÍAS Y NUTRIENTES

El objetivo de este capítulo es aclarar una serie de conceptos, creencias y dudas habituales que han saltado desde el ámbito teórico de la nutrición al mundo real de la alimentación, creando confusión y convirtiendo el acto de comer en un auténtico quebradero de cabeza.

LAS CALORÍAS IMPORTAN

Llevamos tantos años oyendo hablar de las calorías de la comida, que no podemos evitar pensar en ellas cuando compramos o comemos un alimento. Siempre nos han contado que engordar o adelgazar depende únicamente de las calorías que comemos y de las calorías que gastamos. Esta teoría se conoce como la «teoría del balance energético» y, básicamente, viene a decir que:

- **Si las calorías que comemos son iguales que las calorías que gastamos, el peso se mantendrá estable.**
- **Si las calorías que comemos son mayores que las calorías que gastamos, aumentaremos de peso.**
- **Si las calorías que comemos son menores que las calorías que gastamos, perderemos peso.**

Parece una teoría lógica, con sentido y sencilla de entender... Sin embargo, como suele ocurrir cuando un problema complejo se simplifica en exceso, siempre hay algo que no se tiene en cuenta. En este caso, hay muchas cosas que no se han tenido en cuenta y que hacen que esta teoría del balance energético no se cumpla, ni sea aplicable ni útil en la vida real. A continuación veremos por qué...

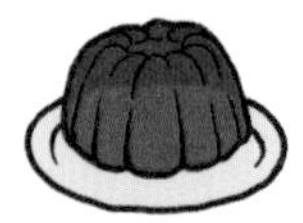

Las calorías que entran

Con respecto a las calorías que comemos, lo primero que debes entender es que las calorías teóricas que contiene un alimento son bastante diferentes a las calorías reales que nuestro cuerpo es capaz de aprovechar de ese alimento. Y, por otro lado, que lo importante no son las calorías que va a aportar un alimento aislado, sino cómo este alimento influye en el total de calorías que acabamos comiendo durante el día.

VAMOS A VER ESTO CON MÁS DETENIMIENTO PARA QUE SE ENTIENDA MEJOR:

1. CALORÍAS TEÓRICAS

Las calorías teóricas se calculan a nivel experimental, es decir, en un laboratorio. Y, básicamente, es la energía o calor que produce un alimento al quemarse.

Estas calorías son las que aparecen en las tablas nutricionales de las etiquetas de los productos o en las tablas y bases de datos de alimentos.

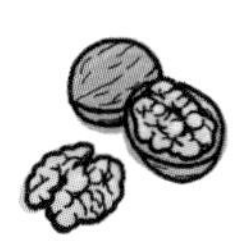

2. CALORÍAS REALES

Las calorías reales, por el contrario, son con las que nuestro cuerpo se acaba quedando después de digerir, absorber y metabolizar ese alimento. Esto significa que parte de las calorías teóricas de ese alimento (las que veíamos en su etiqueta) se van a perder por el camino en mayor o menor medida.

PERO ¿QUÉ FACTORES INFLUYEN EN QUE NUESTRO CUERPO APROVECHE MÁS O MENOS CALORÍAS DE UN DETERMINADO ALIMENTO? VEAMOS ALGUNOS DE ELLOS:

- **Madurez, composición y digestibilidad.** Cuanto más maduro, menos contenido en fibra tenga y más digeribles sean sus componentes, más calorías podrá aprovechar nuestro cuerpo de ese alimento.
- **Grado de procesamiento.** Cuanto más procesado esté un alimento, más calorías se acabará quedando nuestro cuerpo. (El grado máximo de procesamiento serían los productos ultraprocesados, de los cuales nuestro cuerpo acaba aprovechando casi el cien por cien de sus calorías).
- **Combinación de alimentos.** Al combinar alimentos menos digeribles o con más fibra (como las verduras o los frutos secos) con otros alimentos, estos arrastrarán calorías que no serán absorbidas ni aprovechadas.
- **Factores del propio cuerpo.** Como el pH del estómago, la velocidad del tránsito intestinal, la flora intestinal o el estado hormonal y metabólico.
- **La situación energética.** En situaciones de déficit energético, flujo energético bajo o metabolismo lento (que ocurre como consecuencia de haber realizado dietas muy restrictivas o de comer demasiado poco de forma crónica), nuestro cuerpo, por medio de diferentes mecanismos, intentará aprovechar más calorías de los alimentos que comemos.

3. CALORÍAS TOTALES

Otra cosa importante con respecto a las calorías que entran, son las calorías totales que acabamos consumiendo al final del día. En estas calorías totales no solo debemos tener en cuenta las calorías que comemos, sino también las calorías que dejamos de comer. Y en esto influye mucho la saciedad que un determinado alimento sea capaz de producirnos.

Por este motivo, algunos alimentos con pocas calorías pueden hacernos consumir más calorías a lo largo del día; mientras que otros alimentos con muchas calorías (pero más saciantes) pueden hacer que al final del día acabemos consumiendo menos calorías totales. Veamos un par de ejemplos para que quede más claro.

EJEMPLO 1

Imaginemos un desayuno bajo en calorías a base de leche desnatada y cereales de los de «cuidar la línea» que nos aporte 180 kcal.

Como son alimentos muy poco saciantes, dos horas después de desayunar ya tenemos hambre y nos tomamos un zumo de tetrabrik (180 kcal).

Como eso tampoco nos sacia, una hora más tarde nos comemos tres galletas digestive y un yogur desnatado (180 kcal).

Y como eso tampoco sacia en absoluto, llegamos a la hora de comer con tanta hambre que necesitamos picar pan y queso mientras se prepara la comida (500 kcal extra).

En total, antes de la comida de mediodía hemos tomado **1040 kcal**.

EJEMPLO 2

Ahora imaginemos un desayuno a base de yogur entero, copos de avena, frutos secos y fruta que nos aporte 500 kcal.

Como es un desayuno muy saciante, no sentiremos hambre hasta tres o cuatro horas después de haber desayunado.

Si aparece el hambre a mitad de mañana, nos tomamos un puñado de almendras y un plátano (230 kcal).

Como ese almuerzo también es muy saciante, llegamos con un hambre normal a la hora de comer, sin urgencia ni necesidad de picotear.

En total, antes de la comida de mediodía hemos tomado **730 kcal**.

Como podéis observar, la saciedad que proporciona un alimento puede contribuir más a las calorías totales que comemos al final del día que las propias calorías de ese alimento.

Las calorías que salen

Igual que hemos dicho que las calorías teóricas que comemos no son las mismas que las calorías reales que el cuerpo se acaba quedando, resulta que tampoco son iguales las calorías teóricas que gastamos que las calorías reales que nuestro cuerpo «deja salir». Es decir, nuestra pulsera de actividad puede decirnos que hemos gastado 400 kcal caminando o podemos leer que una hora en el gimnasio gasta 580 kcal... Pero esto es solo teoría. En realidad, nuestro cuerpo puede haber gastado bastantes más o bastantes menos calorías.

De hecho, dos personas muy parecidas (mismo sexo, misma edad, misma altura y mismo peso) pueden gastar diferentes calorías haciendo lo mismo. Por ejemplo, dos mujeres de 35 años, que midan 1,65 metros y pesen 70 kilos deberían gastar teóricamente las mismas calorías durmiendo, caminando o haciendo deporte, ¿verdad? Sin embargo, es posible que una gaste muchas más calorías que la otra haciendo las mismas actividades.

¿Y DE QUÉ DEPENDE QUE NUESTRO CUERPO DEJE SALIR MÁS O MENOS CALORÍAS? PUES ¡DE MUCHÍSIMOS FACTORES! PERO VEAMOS ALGUNOS DE LOS MÁS IMPORTANTES:

- **De la cantidad de masa muscular.**
- **De la cantidad de tejido adiposo marrón.**
- **De las adaptaciones metabólicas** que se hayan podido producir debido a dietas o restricción calórica previa.
- **De lo entrenados que estemos** para realizar un ejercicio o actividad. Cuanto más hayamos entrenado, más eficientes seremos (es decir, menos gastará nuestro cuerpo) para realizar ese ejercicio o actividad.
- **De la calidad del descanso** y del sueño nocturno.

- **De la cantidad de energía disponible** (o sea, de lo que comemos). Cuanta más energía tengamos disponible, más gastará nuestro cuerpo haciendo lo mismo. Y al contrario: cuanta menos energía le damos al cuerpo (por ejemplo, comiendo demasiado poco), menos calorías gastará. Esto se conoce como adaptación del flujo energético.
- **De la genética.**

¿Cuánto importan las calorías?

Si resumimos lo que hemos visto hasta ahora, nosotros somos capaces de conocer las calorías «teóricas» que entran y salen; pero, en la práctica, en la vida real, resulta imposible saber a ciencia cierta cuáles son en realidad las calorías que nuestro cuerpo acaba aprovechando y gastando de verdad.

Por lo tanto, ahora ya puedes entender por qué no tiene sentido hacer una dieta o estrategia de pérdida de peso basada exclusivamente en contar y calcular las calorías de lo que comemos y gastamos.

Pero entonces, ¿quiere decir esto que las calorías no importan ni sirven para nada? ¿Que no desempeñan ningún papel en la pérdida o ganancia de peso? ¿Que puedo comer lo que quiera sin tener en cuenta las calorías que aporta? Obviamente no. Pero lo que sí es cierto es que «no todas las calorías engordan igual» y, por lo tanto, no todas las calorías importan lo mismo.

Como ya he comentado anteriormente, cuanto más procesado está un alimento, más parecidas son sus calorías teóricas a las calorías reales que nuestro cuerpo se queda. Por lo tanto, cuanto más procesado sea un alimento, más importan sus calorías, y más habrá que tenerlas en cuenta.

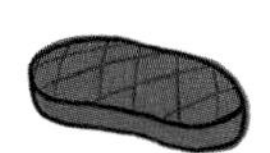

1. PRODUCTOS ULTRAPROCESADOS

A diferencia de lo que ocurre con los alimentos reales, en el caso de los productos ultraprocesados, el cuerpo se va a quedar prácticamente con el cien por cien de sus calorías.

Pero, además, debido a la facilidad y rapidez con la que se comen (casi no requieren masticación), a la poca saciedad que generan y a que «enganchan» y es difícil parar de comerlos (patatas fritas, galletas...), hacen que seamos capaces de ingerir gran cantidad de calorías en poco espacio de tiempo y sin darnos cuenta.

También incluiríamos aquí las «calorías líquidas» como los refrescos azucarados, zumos industriales, bebidas energéticas, bebidas alcohólicas y, muy especialmente, la cerveza (incluso sin alcohol).

Por lo tanto, son todos estos productos los que más contribuyen a aumentar las calorías totales del día.

2. OTROS PROCESADOS

Por otro lado, existen algunos alimentos que consideramos buenos procesados, que también pueden aumentar fácilmente y sin darnos cuenta las calorías totales del día. Entre ellos destacan:

LOS ACEITES Y SALSAS DE ALIÑAR
LA LECHE Y LOS QUESOS
LAS MANTEQUILLAS Y CREMAS DE FRUTOS SECOS
EL PAN
LA REPOSTERÍA «SALUDABLE» CASERA
ZUMOS, BATIDOS, SMOOTHIES...

En estos casos, al contrario de lo que ocurre con los alimentos reales sin procesar, no podemos dejarnos llevar únicamente por la «intuición», por nuestras sensaciones o por las señales normales de saciedad, porque son alimentos más fáciles de comer y nos resulta mucho más difícil controlar o autolimitar su ingesta.

Por lo tanto, es bastante útil y merece la pena «tenerles cogidas las medidas». Por ejemplo, utilizar siempre las mismas cucharadas de aceite para cocinar o aliñar la ensalada, conocer la cantidad de queso que estamos comiendo (en lugar de sentarnos con el queso entero y el cuchillo en la mesa) o reservarnos el pan solo para algunos desayunos.

3 COMER FUERA DE CASA

Finalmente, en las comidas, cenas o picoteos que hacemos fuera de casa es bastante difícil controlar las calorías que ingerimos.

En la comida de los bares y restaurantes siempre suele utilizarse más aceite, más sal, más salsas... Los alimentos son más apetecibles, las raciones más grandes, tenemos más variedad, más comodidad, más accesibilidad... En definitiva, se dan un montón de circunstancias que hacen que sea muy fácil ingerir muchas más calorías de lo habitual. De hecho, comer fuera de casa suele ser lo que más contribuye al aumento de las calorías totales semanales si no se sigue una estrategia para «minimizar el daño».

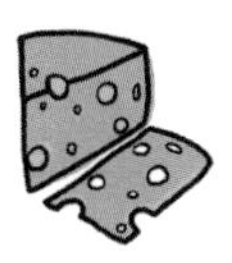

¿Cuándo no hay que preocuparse de las calorías?

Una vez vistos los casos en los que sí merece la pena tener en cuenta las calorías de lo que comemos, lo bueno es que para el resto de tu alimentación normal no resulta necesario pesarlas, calcularlas ni contarlas. Únicamente tendrías que llevar a cabo la siguiente estrategia:

1. **Come comida real** y evita ultraprocesados.
2. **Prioriza los alimentos que estén menos procesados** (por ejemplo, frutos secos crudos enteros en lugar de crema de frutos secos).
3. **Combina los alimentos en tus platos**, aumentando y dando más protagonismo a las verduras.

PERO SI NO CUENTO CALORÍAS, ¿NO ACABARÉ COMIENDO DEMASIADO? NO, TRANQUILÍZATE. TEN EN CUENTA QUE LA COMIDA REAL NO SE COME FÁCIL:

- Cuesta trabajo (y tiempo) masticarla, digerirla y absorberla.
- Buena parte de sus calorías se van a quedar por el camino o van a ser arrastradas por la fibra de las verduras, de los frutos secos, etcétera.
- No «engancha» ni crea adicción.
- Y, además, es tan saciante que va a controlar el hambre sin darte cuenta, haciéndote comer muchas menos calorías totales al final de día.

Así que si sigues la estrategia que te acabo de plantear, puedes comer sin miedo hasta saciarte. De hecho, cuando ingerimos comida real es más fácil comer de menos que comer de más.

¿Cuándo habría incluso que aumentar las calorías?

Hay muchas situaciones en las que existe dificultad para perder peso, y el problema puede que no sea comer demasiado, sino todo lo contrario. Sí, has leído bien. Pero nos han repetido tantas veces que hay que comer menos para perder peso, que lo hemos asumido como verdad. Pero ¿y si fuera precisamente esto lo que nos impide perder grasa?

Cuando alguien sigue una dieta para intentar bajar de peso y no lo consigue, lo habitual es pensar que está comiendo mucho o demasiada cantidad de algo. ¿Serán demasiadas almendras, demasiada fruta, demasiados carbohidratos, demasiada carne, demasiadas grasas, demasiada comida, demasiada cena...?

Sin embargo, y aunque parezca paradójico, uno de los motivos por los cuales no se consigue perder grasa puede ser por estar comiendo poco. Esto se debe a que el cuerpo se adapta a las circunstancias adversas para poder sobrevivir. Y este instinto de supervivencia escapa a nuestro control. Es decir, que si nuestro cuerpo siente que está en peligro porque no recibe la cantidad de comida y energía suficiente, hará lo posible para defenderse, adaptarse y solucionar esa situación. Y contra eso no podemos luchar porque, dada la situación actual de alta disponibilidad y abundancia de comida, llevamos las de perder.

Pero ¿cómo se adapta nuestro organismo a la falta de energía? Seguro que has oído hablar alguna vez del «metabolismo lento». En realidad, este «metabolismo lento» no es más que el resultado de la adaptación de nuestro organismo a la falta de energía.

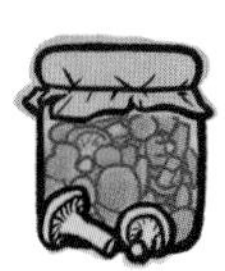

ES DECIR, CUANDO NUESTRO CUERPO DETECTA QUE EL FLUJO DE ENERGÍA QUE RECIBE EN FORMA DE COMIDA (FLUJO DE ENTRADA) ES DEMASIADO BAJO, LO QUE HACE ES DISMINUIR LA ENERGÍA QUE GASTA (EL FLUJO DE SALIDA). DE MANERA QUE:

- Cuanta menos energía reciba nuestro cuerpo, menos energía gastará en llevar a cabo sus funciones y actividades diarias. Se produce una adaptación del flujo energético.
- Además, pondrá en marcha mecanismos para buscar esa energía que le falta: hambre, ansiedad, antojos, compulsión, falta de control...
- Finalmente se asegurará de conservar y evitar perder sus «reservas de energía», almacenadas en forma de grasa.

Dicho de otra manera, entra en una situación «de supervivencia», en «modo ahorro», «metabolismo lento» o, lo que es más correcto, «flujo energético bajo». El problema reside en que esta situación es la responsable del estancamiento en la pérdida de peso, del efecto rebote, de que las dietas cada vez nos resulten menos eficaces, de que no consigamos perder peso a pesar de vivir a dieta y de que «hasta el agua nos engorde».

Además, si esta situación se prolonga en el tiempo, supone una situación de estrés crónico para el organismo y esto da lugar a una elevación del cortisol (hormona del estrés).

ESTE AUMENTO DEL CORTISOL:

FAVORECE LA RETENCIÓN DE LÍQUIDOS

AUMENTA LA PÉRDIDA DE MASA MUSCULAR Y DE MASA ÓSEA

Y DIFICULTA AÚN MÁS LA PÉRDIDA DE GRASA

El resultado final es que si tú comes menos, tu cuerpo siempre se las va a ingeniar para hacerte gastar menos de lo que comes, a cualquier precio. Entonces ¿cuál sería la solución? En el fondo lo sabes, ya lo has deducido, pero aún no te lo terminas de creer... Como te digo, la solución es fácil de deducir, pero difícil de creer: habría que comer más.

> Sé que parece ilógico, porque va en contra de lo que siempre te han dicho y porque es todo lo contrario a lo que creías que había que hacer. Pero es así; a veces es necesario comer más para poder perder grasa.

Piensa que si tu cuerpo ha ido adaptándose para gastar cada vez menos energía porque tú has ido comiendo cada vez menos, ahora lo que habría que hacer es revertir la situación. Es decir, volver a darle al cuerpo cada vez más energía para que deje de sentirse «amenazado» y pueda permitirse volver a gastar más. Para que salga del «modo ahorro» y aumente otra vez el flujo energético.

Pero sé que el mayor miedo ante esta estrategia es el incremento de peso. Es decir, pensar que al comer más se engordará. Sin embargo, nuestro cuerpo es una máquina tan perfecta como compleja. Por eso su comportamiento y sus respuestas muchas veces parece que contradicen la lógica y son difíciles de entender, como en este caso. A continuación vamos a ver resumidamente lo que ocurre cuando empiezas a comer más:

1. Aumenta tu «energía vital»

Estás menos cansado, menos apático, con más ganas de hacer cosas... Esto permite que te muevas más. Pero no solo que te mueves más de forma voluntaria y consciente, sino que sobre todo te empiezas a estimular más sin darte cuenta, inconscientemente.

2. Tu cuerpo «se relaja»

Al dejar de sentirse agredido por la falta de alimento, disminuye el estrés y el cortisol (hormona del estrés). Gracias a esto:

a. DISMINUYE LA RETENCIÓN DE LÍQUIDOS

b. SE FRENA LA PÉRDIDA DE MASA MUSCULAR Y DE MASA ÓSEA

c. SI ENTRENAS, SE FACILITA LA PÉRDIDA DE GRASA

3. Tu metabolismo abandona el «modo ahorro»

Deja de ser tan eficiente y se permite desperdiciar algo de energía mientras realiza sus funciones y procesos diarios. Es decir, tu cuerpo empleará más energía que antes en hacer lo mismo.

4. Tu organismo buscará menos energía

Y te hará ingerir menos calorías sin darte cuenta.

A. TENDRÁS MENOS HAMBRE
B. TENDRÁS MENOS ANSIEDAD Y MENOS ANTOJOS
C. COMERÁS DE FORMA MENOS COMPULSIVA Y DESCONTROLADA
D. TU CUERPO ABSORBERÁ Y APROVECHARÁ MENOS CALORÍAS

Gracias a todos estos mecanismos, aunque se coma más cantidad, el cuerpo va a gastar proporcionalmente más, compensando así el aumento de la ingesta. Por este motivo, no suele experimentarse un aumento de peso, sino una estabilización e incluso una pérdida del mismo o una mejoría de la composición corporal.

¿Y cómo podemos llevar esto a cabo? ¿Habría que contar las calorías de todo lo que comemos? No, cuando hablamos de aumentar la ingesta y comer más, por lo general no es necesario pesar y contar todas las calorías de lo que comemos. En la práctica es mucho más sencillo:

- **Basa la alimentación en comida y alimentos reales**, evitando los productos ultraprocesados.
- **Come sin miedo** la cantidad de comida que necesites para quedarte bien y sin hambre.
- **Guíate por tu sensación de saciedad** y no te preocupes del tamaño del plato. Aunque este te parezca «demasiado grande», la comida real es muy voluminosa.
- **Deja de contar las calorías** y de mirar la grasa en las tablas nutricionales de los alimentos.
- **Deja de contar el número de almendras que te comes.** No te preocupes de los alimentos naturalmente ricos en grasa y huye de los productos lights, diet, zero, 0%...
- **Haz las paces con el arroz y la patata.** Olvídate del azúcar de la fruta. Come con tranquilidad alimentos ricos en hidratos de carbono.
- **Come cuando necesites comer.** No te fuerces a hacer cinco comidas al día, pero tampoco pases hambre a propósito.
- **Deja de cenar solo fruta, yogur o cereales con leche desnatada.** Haz que tus comidas principales del día sean realmente comidas y no snacks. Para ello, prepárate un plato completo como ya te he enseñado anteriormente, e intenta aplicarlo en tus comidas y también en tus cenas.

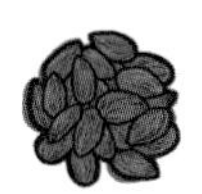

DICHO ESTO, PARA TERMINAR CON EL TEMA, VAMOS A ACLARAR ALGUNOS PUNTOS IMPORTANTES:

1. PREVENCIÓN

Lo primero de todo: siempre es mejor prevenir que curar. Es decir, evitar las adaptaciones metabólicas que conducen a esta situación de «metabolismo lento». Y, para ello, lo mejor es no realizar dietas muy restrictivas (es decir, comer demasiado poco) durante periodos de tiempo prolongados o de forma crónica.

Si nunca has hecho una dieta y quieres perder peso, no la hagas. Simplemente comienza a mejorar tus hábitos de alimentación. Empieza con cambios pequeños (o grandes), pero que sepas que vas a poder encajarlos en tu vida, disfrutar con ellos y ser capaz de mantenerlos para siempre.

2. ACELERADORES DEL METABOLISMO

No existen los milagros para acelerar el metabolismo. Muchas veces oímos hablar sobre alimentos o suplementos que «aceleran» el metabolismo. Es cierto que algunos de estos alimentos, bebidas o condimentos pueden aumentar las calorías que nuestro cuerpo gasta por diferentes motivos:

- **Algunos alimentos picantes** (como la cayena, el chile...) aumentan la producción de calor en nuestro cuerpo (termogénesis). Y este aumento de la termogénesis supone un gasto extra de energía por parte de nuestro cuerpo.
- **Los alimentos ricos en proteínas** son más difíciles de digerir, absorber y metabolizar, por lo que el cuerpo también tiene que gastar más energía para ello.
- **Otros alimentos y bebidas ricos en sustancias estimulantes** (café, té, cacao...) también pueden incrementar el gasto de energía al hacer que estemos más activos y excitados.

Pero todo esto no significa que aceleren el metabolismo. Además, el aumento del gasto de energía que producen es tan pequeño que no podemos considerarlo significativo ni relevante sobre nuestro gasto total diario.

3. ENTRENAMIENTO DE FUERZA

No puedo quedarme sin mencionar que la mejor manera de acelerar el metabolismo de verdad es incrementar la masa muscular. Por ello, el entrenamiento de fuerza es esencial para aumentar el flujo energético y la pérdida de grasa.

4. OTROS FACTORES

La pérdida de grasa no depende tan solo de lo que comemos. A veces pueden ser otros los factores que estén limitando esta pérdida:

UNA VIDA POCO ACTIVA
UN ESCASO DESARROLLO DE LA MASA MUSCULAR
UNA MALA CALIDAD DE SUEÑO O FALTA DE DESCANSO
UN EXCESIVO NIVEL DE ESTRÉS
UN ESTADO HORMONAL ADVERSO
LA GENÉTICA

5. APUNTES FINALES

Antes de cerrar este apartado, dos aclaraciones más. Aunque a veces hablo de «peso» por simplicidad, en realidad el peso por sí solo no refleja bien los progresos y la mejoría en cuanto a la pérdida de grasa, siendo mucho más importante la composición corporal. Lo que comento en este libro es solo una aproximación teórica de lo que uno tendría que hacer y una serie de consejos prácticos ante esta situación. Pero si sospechas que este puede ser tu caso o quieres llevar a cabo una estrategia de pérdida de peso, lo ideal es que un profesional con experiencia en este ámbito haga una evaluación y un diagnóstico de tu situación, y que un dietista-nutricionista te guíe en el camino.

LAS PROTEÍNAS ¿SON MALAS?

El tamaño de las raciones de alimentos ricos en proteínas y la cantidad total que comemos al día son dudas frecuentes.

De las proteínas se dice que pueden estropear el riñón, sobrecargar el hígado o aumentar la acidez de la sangre y favorecer la descalcificación del hueso.

Estos mitos basados en estudios erróneos han dado lugar a recomendaciones que priorizan el consumo de hidratos de carbono como base de la alimentación (pan, pasta, arroz, patatas...) y que limitan la ingesta diaria de proteínas sobre todo las de origen animal (carne, pescado, marisco, huevos, vísceras...).

Sin embargo, no hay estudios en personas sanas que demuestren que un aporte elevado de proteínas de calidad dañe la salud.

De hecho, en personas sin enfermedades previas, el aumento del consumo de proteínas no solo es seguro, sino que es recomendable y se relaciona con bastantes beneficios para la salud.

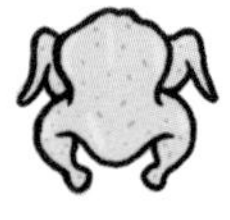

No todas las proteínas son iguales

Lo primero que debemos considerar cuando hablamos de proteínas y su repercusión sobre nuestra salud es que no podemos limitarnos a hablar de «proteínas en general». Es decir, hay que tener en cuenta de qué alimentos o productos estamos obteniéndolas.

Imaginemos dos dietas que aporten la misma cantidad de proteínas. En la primera de ellas las proteínas son proporcionadas por huevos, pescado fresco, carne fresca, yogures, legumbres y frutos secos. Sin embargo, en la segunda dieta, las proteínas proceden de fiambres (jamón york, fiambre de pavo), palitos de cangrejo y carnes procesadas (hamburguesas, salchichas, embutidos...). Como estás imaginando, independientemente de la cantidad de proteínas de estas dos dietas, la primera de ellas será mucho más saludable que la segunda.

En resumen, con respecto a su efecto sobre la salud, importa más el tipo de alimento que nos proporciona las proteínas que la cantidad de proteínas de la dieta:

1. Alimentos reales ricos en proteínas

Como acabamos de comentar, los efectos sobre nuestra salud no serán los mismos si esas proteínas proceden de alimentos reales como unos huevos, una lubina o un filete de ternera gallega, que si proceden de productos ultraprocesados como unos palitos de cangrejo o unas salchichas de pavo. Cuando hablamos de los alimentos reales ricos en proteínas, nos referimos a las versiones más frescas y menos procesadas de estos productos. Por un lado, tendríamos alimentos reales de origen animal como huevos, pescado o marisco fresco y cortes o piezas de carnes no procesadas (ternera, cerdo, pollo, pavo, conejo...). Podríamos hablar también de la calidad de los alimentos de origen animal según la procedencia y la forma en que han sido criados y alimentados estos animales. Pero, de momento, lo principal es priorizar estos alimentos reales frente a los productos ultraprocesados que veremos más abajo.

Dentro de los alimentos reales de origen vegetal, los que más destacan por su aporte de proteínas son las legumbres. También las semillas y los frutos secos tienen un alto contenido en proteínas, aunque, como veremos más adelante, al comerlos en pequeñas cantidades, no van a contribuir mucho al aporte total de proteínas.

Son todos estos alimentos reales los que deberíamos priorizar como fuente principal de proteínas de nuestra alimentación.

2. Productos ultraprocesados ricos en proteínas

En el otro extremo estarían los productos ultraprocesados ricos en proteínas. Por ejemplo, el surimi, los palitos de pescado, las hamburguesas y salchichas industriales, los embutidos, los fiambres, los patés... Estos productos deberíamos evitarlos como fuente de proteínas.

3. Otros procesados ricos en proteínas

Entre ambos extremos encontraríamos una serie de productos que podemos considerar buenos procesados. Aquí se engloban diferentes tipos de alimentos que han sufrido algún tipo de procesamiento como, por ejemplo:

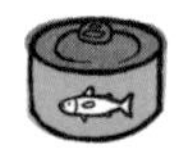

Conservas: pescados y mariscos en conserva, legumbres cocidas...

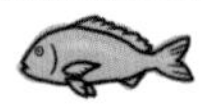

Productos congelados: pescados, mariscos o carnes congeladas

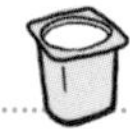

Productos fermentados: yogures, quesos...

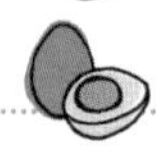

Productos pasteurizados: huevo, leche, anchoas...

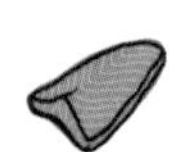

Salazones, ahumados y curados: salmón ahumado, mojama, hueva curada, jamón serrano, lomo embuchado

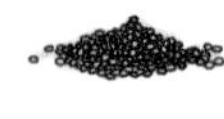

Procesados, fermentados y derivados de legumbres: tofu, tempeh, soja texturizada...

Aunque podemos utilizar con tranquilidad estos productos como parte de una alimentación saludable, no deberían ser la principal fuente de proteínas de nuestra dieta. Es decir, deberíamos priorizar los alimentos frescos, y dejar estos procesados como complementos.

4. Proteínas vegetales versus proteínas animales

Cubrir nuestras necesidades de proteínas con alimentos de origen vegetal es posible, pero algo más difícil. Las legumbres, sobre todo la soja, son los alimentos vegetales (no procesados) que contienen mayor cantidad. Otros de los alimentos vegetales que más cantidad de proteínas tienen son las semillas, los frutos secos y, curiosamente, también el cacao puro. A continuación encontraríamos pseudocereales como la quinoa o el trigo sarraceno, seguidos un poco más de lejos por otros cereales como el arroz.

SIN EMBARGO, COMO COMENTABA AL PRINCIPIO, CUBRIR LAS NECESIDADES DE PROTEÍNAS SOLO CON ESTOS ALIMENTOS VEGETALES RESULTA MÁS COMPLICADO POR VARIOS MOTIVOS:

- **Por un lado, la cantidad de proteínas** que aporta una ración normal de un alimento vegetal alto en proteínas (como legumbres cocidas) es más pequeña que la cantidad de proteínas que aporta una ración de carne, pescado o marisco cocinado. Por ejemplo, una ración normal de unos 200 gramos de lentejas cocidas aportaría 15 gramos de proteínas. Sin embargo, una ración normal de unos 150 gramos de lubina a la plancha aportaría 30 gramos de proteínas. El doble.

- **Por otro lado, tenemos los frutos secos o semillas,** que también hemos dicho que son altos en proteínas. Sin embargo, las cantidades que comemos de estos alimentos son pequeñas, y, por lo tanto, la cantidad de proteínas que nos aporta también lo es. Por ejemplo, aunque 100 gramos de semillas de girasol peladas contengan 20 gramos de proteínas, nosotros no nos comemos de una sentada 100 gramos de semillas (o eso espero). Podemos comernos unos 15 gramos, que nos aportarían solo 3 gramos de proteínas.

• **Además, los alimentos vegetales ricos en proteínas** (legumbres, semillas, frutos secos...) también tienen un alto contenido de fibra. Probablemente, esta fibra dificulte la absorción de buena parte de las proteínas de estos alimentos, por lo que se aprovechará menos todavía.

Por estos motivos, en una alimentación vegana suelen utilizarse derivados procesados de las legumbres como el tofú, el tempeh o la soja texturizada, que ayudan a aumentar la cantidad de proteínas de la dieta.

En resumen, aunque no sea imposible llegar a cubrir nuestras necesidades de proteínas exclusivamente con alimentos de origen vegetal, sí que va a resultar más difícil y hay que ingeniárselas bastante más.

5. Suplementos y proteínas

Los suplementos de proteínas podrían dar para escribir varios libros. Pero, resumiendo la idea principal, este tipo de suplementos serían una opción válida e interesante para aquellas personas que no consigan cubrir sus necesidades de proteínas diarias solo con alimentos. Bien porque sus requerimientos sean muy elevados (deporte/actividad física intensa, enfermedades, etcétera), bien porque no sean capaces de comer la cantidad de comida suficiente (falta de apetito, saciedad precoz...), o bien por ambos motivos a la vez.

Beneficios de las proteínas

Al principio de este apartado comentaba que, en personas sin enfermedades previas, aumentar el consumo de proteínas por encima de las recomendaciones oficiales no solo era seguro, sino que incluso podía tener beneficios para la salud.

Esto se debe a que las recomendaciones oficiales proporcionan la «cantidad mínima» de proteínas que una persona debería tomar al día para no enfermar. Pero «cantidad mínima» no es lo mismo que «cantidad óptima». De hecho, esa «cantidad mínima» puede ser insuficiente en muchos casos, y aumentarla podría tener efectos positivos:

1. MÚSCULO Y HUESO

Son múltiples los estudios que han comprobado que aumentar el consumo de proteínas hasta una «cantidad óptima» ayuda a preservar la masa muscular y la masa ósea (el hueso). Esto es fundamental para disminuir el riesgo de fracturas, la funcionalidad y la calidad de vida.

2. HAMBRE Y SACIEDAD

Una de las características fundamentales de las proteínas es su gran capacidad saciante. Por este motivo, son un elemento clave en el control del hambre en cualquier tipo de dieta. Sobre todo si se sigue una estrategia de pérdida de peso.

¿Cuántas proteínas habría que comer?

Lo que voy a comentar a continuación con respecto a la cantidad de proteínas se refiere únicamente a personas sanas, sin ningún tipo de enfermedad previa. Las recomendaciones oficiales dicen que habría que comer al día unos 0,8 gramos de proteínas por cada kilo de peso. Sin embargo, basándonos en estudios más actuales, podríamos considerar una cantidad más óptima entre 1,2 y 2 gramos de proteínas por cada kilo de peso. Aunque habría que individualizar en cada caso, teniendo en cuenta otras características:

- **El tipo y cantidad de actividad física**: sedentarismo, entrenamiento de resistencia, de fuerza...
- **El objetivo o estrategia dietética**: ganancia de masa muscular, pérdida de peso...
- **La edad.**

HAGAMOS CÁLCULOS

Pero no quiero que ahora te pongas a sacar la calculadora y empieces a hacer cuentas. Ya voy a ir haciendo yo los cálculos necesarios para extraer las conclusiones que me interesa que se te queden de estos números. Para ello, imaginemos una persona de 60 kilos. Según las recomendaciones oficiales (60 x 0,8 = 48 gramos), debería consumir al día como mínimo 48 gramos de proteínas. Para conseguir esos 48 gramos de proteínas a partir de alimentos reales, tendría que comer al menos unos 150 gramos de carne o pescado fresco + 200 gramos de legumbres cocidas + 1 huevo al día.

Sin embargo, en muchas ocasiones, esta cantidad mínima ni siquiera se alcanza. Y, cuando se alcanza, rara vez es priorizando alimentos reales como los del ejemplo, sino a base de productos procesados (atún en conserva, leche, yogur, queso, jamón...) y ultraprocesados (fiambre de pavo, salchichas, embutidos, surimi, postres lácteos...).

Ahora, si en lugar de la cantidad mínima de proteínas, esta persona aumentara su ingesta a una cantidad óptima, por ejemplo 1,5 gramos de proteínas por kilo de peso (60 x 1,5 = 90 gramos), debería consumir al día unos 90 gramos de proteínas. Para conseguir esos 90 gramos de proteínas a partir de alimentos reales y buenos procesados, tendría que comer al menos unos 200 gramos de carne o pescado fresco + 300 gramos de legumbres cocidas + 2 huevos al día + 1 yogur natural + 40 gramos de avena + 30 gramos de almendras + 20 gramos de queso.

¿Te parece mucha comida, verdad? Pues sí. Como puedes comprobar, con una alimentación basada en alimentos reales, y complementada con buenos procesados, resulta bastante difícil llegar tan siquiera a una cantidad adecuada de proteínas diaria.

Por lo tanto, ¡pasarse de proteínas es casi imposible! De hecho, es mucho más probable quedarse corto.

En resumen:

- Es bastante difícil comer una gran cantidad de proteínas solo con alimentos reales, porque estos son también muy saciantes.
- Puedes (y deberías) comer alimentos reales ricos en proteínas con tranquilidad, sin miedo a pasarte.
- Prioriza estos alimentos reales ricos en proteínas como principal fuente de estas en tu alimentación.
- Complementa con buenos procesados si lo necesitas para llegar a una cantidad óptima de proteínas.
- No comas solo pollo. Ve variando los alimentos proteicos de tu dieta. Una planificación de menú semanal es muy útil para asegurar esta variedad.
- Asegúrate de que ingieres una cantidad adecuada (o al menos suficiente) de proteínas al día. Para ello:

    a. Empieza el día con un desayuno que incluya huevos, salmón, atún, yogur, avena, frutos secos o semillas.

    b. Utiliza frutos secos como snack.

    c. Mantén la estructura y proporciones del plato saludable en comida y cena, sin olvidar la parte de proteínas.

    d. Puedes complementar tus platos o ensaladas con frutos secos o semillas, queso, jamón, conservas de pescado o marisco.

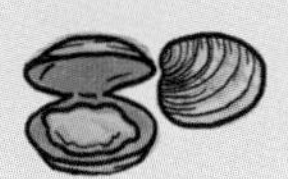

EJEMPLO DE UN MENÚ DIARIO

DESAYUNO	*SNACK**	COMIDA	CENA
Yogur natural con copos de almendra y semillas mixtas	Un plátano y frutos secos	Ensalada de garbanzos con una lata de atún y un huevo	Bacalao al horno con patata asada y una crema de brócoli y queso

**Snack* para referirnos al almuerzo y a la merienda.

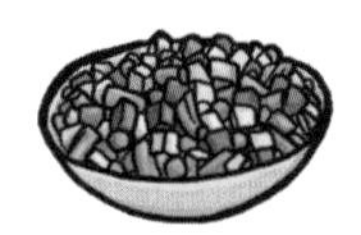

LOS HIDRATOS DE CARBONO ¿ENGORDAN?

Durante muchos años las grasas han sido consideradas las principales culpables de los problemas de obesidad. Todo el mundo pensaba que la clave para perder peso era comer poca grasa. Sin embargo, recientemente los hidratos de carbono se están convirtiendo en el principal enemigo de las dietas de adelgazamiento.

Pero los hidratos de carbono no son malos ni engordan simplemente por ser hidratos de carbono. El problema es que cuando se habla de ellos se meten en el mismo carro alimentos y productos con características muy diferentes. Desde el arroz y la fruta hasta la napolitana de chocolate, pasando por el pan y la pasta.

Sin embargo, no todos los «hidratos de carbono» tienen el mismo valor nutricional ni sus efectos para la salud son comparables, ni «engordan» igual. Por eso es fundamental tener en cuenta el grado de procesamiento para poder escoger aquellos que nos aporten beneficios sin afectar a nuestra salud ni a nuestro peso.

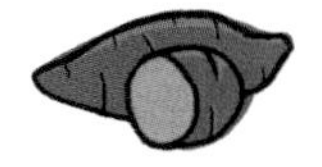

No todos los hidratos de carbono son iguales

Primero tenemos que aprender a diferenciar los alimentos reales ricos en hidratos de carbono de los productos elaborados con hidratos de carbono.

1. Alimentos reales ricos en hidratos de carbono

Hablamos de materias primas o alimentos naturalmente ricos en hidratos de carbono, que pueden aparecer en forma de almidón o de azúcar:

ALIMENTOS RICOS EN ALMIDÓN

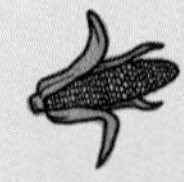
Granos de cereales: arroz, avena, cebada, centeno, espelta, kamut, maíz, sorgo, mijo, trigo, etcétera

Pseudocereales: quinoa, amaranto, alforfón, teff, etcétera

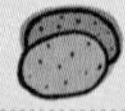
Tubérculos: patata, boniato, yuca, chufa, etcétera

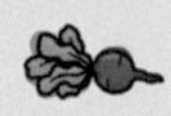
Raíces: zanahoria, remolacha, chirivía, nabo, colinabo, rábano, etcétera

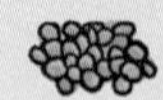
Legumbres: lentejas, garbanzos, judías, guisantes, habas, etcétera

ALIMENTOS RICOS EN AZÚCARES

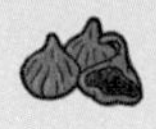
Frutas frescas, secas, deshidratadas o desecadas

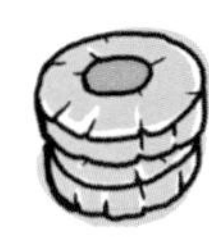

2. Productos elaborados con hidratos de carbono

En estos casos los hidratos de carbono se extraen de su alimento original, se procesan y se refinan para obtener harinas y azúcares que se utilizan como ingredientes para elaborar otros productos:

PAN	DULCES
PASTA	POSTRES
MASAS	SALSAS
REBOZADOS	ZUMOS
GALLETAS	BEBIDAS ENERGÉTICAS
CEREALES DE DESAYUNO Y BARRITAS DE CEREALES	APERITIVOS Y SNACKS: PATATAS FRITAS, NACHOS, GUSANITOS, ETCÉTERA
PRODUCTOS DE BOLLERÍA, REPOSTERÍA, CONFITERÍA	BEBIDAS Y REFRESCOS AZUCARADOS

Esta diferenciación entre alimentos ricos en hidratos de carbono y productos procesados elaborados con hidratos de carbono es muy importante. Aunque ambos aportan hidratos de carbono, estos no van a tener los mismos efectos en nuestro cuerpo.

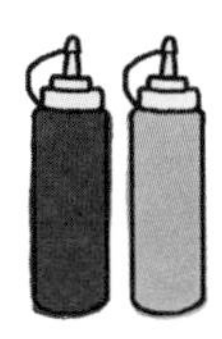

¿Cuál es la función de los alimentos ricos en hidratos de carbono?

Una de las funciones más conocidas de los alimentos ricos en hidratos de carbono (arroz, patatas, legumbres, frutas...) es la de proporcionarnos energía. Sin embargo, como se trata de alimentos completos, esta no es su única función:

- **También nos aportan multitud de vitaminas y minerales.**
- **Contienen fitoquímicos,** que son sustancias con efectos antioxidantes, antinflamatorios, antitumorales, antienvejecimiento...
- **Contienen diferentes tipos de fibra,** que mejoran el tránsito intestinal y sirven de alimento a nuestra flora intestinal (efecto prebiótico).
- **Aumentan la saciedad** a lo largo del día y ayudan a controlar el hambre.
- **No solo nos proporcionan energía** de «uso inmediato», sino que recargan nuestras reservas energéticas (glucógeno muscular y hepático).
- **Ayudan a evitar el estrés metabólico** y las adaptaciones que a veces dificultan la pérdida de peso.
- **Pueden mejorar la calidad del sueño** y el descanso nocturno.

En comparación, los productos procesados elaborados con harinas y azúcares añadidos solo aportan energía (calorías vacías) y carecen de la mayoría de estas otras funciones.

¿Cuántos hidratos de carbono habría que comer?

Nuestro cuerpo va a utilizar los hidratos de carbono de los alimentos para obtener energía y para recargar sus depósitos energéticos en forma de glucógeno (muscular y hepático). Lo que no sea capaz de utilizar o de almacenar como glucógeno, lo va a almacenar en forma de grasa. Por lo tanto, la cantidad de alimentos ricos en hidratos de carbono que deberíamos comer para evitar su acumulación en forma de grasa va a depender de la actividad y el ejercicio físico que realicemos.

Es cierto que, como patrón general, una alimentación moderada en hidratos de carbono puede ser un buen enfoque y reportar beneficios. Veremos este enfoque moderado en hidratos de carbono un poco más adelante. Pero, muy resumidamente, si tu trabajo es sedentario y no realizas un ejercicio físico intenso ni entrenamientos de fuerza, sería suficiente una pequeña guarnición en tus comidas y cenas a la hora de componer tus platos.

En resumen:

- Los hidratos de carbono no son malos ni engordan por el simple hecho de ser hidratos de carbono.
- Los alimentos que son fuente natural de hidratos de carbono (arroz, patata, legumbres, fruta...) no solo nos proporcionan energía, sino que tienen otras muchas funciones importantes. Por eso es interesante y beneficioso que formen parte de nuestra alimentación.
- Sin embargo, los productos procesados ricos en hidratos de carbono son fundamentalmente calorías vacías.
- Puedes incorporar tranquilamente los alimentos reales ricos en hidratos de carbono en tus comidas y cenas, manteniendo las proporciones de un plato saludable y ajustando la cantidad a tu nivel de actividad y ejercicio físico.

Dietas bajas en hidratos de carbono

Es posible que hayas oído hablar de las dietas bajas en hidratos de carbono. En el mundo de la nutrición encontramos defensores y detractores de este tipo de dietas. Unos las aman y piensan que son útiles para todo el mundo en cualquier situación, mientras que otros las odian y opinan que son perjudiciales y peligrosas. Entonces, estas dietas bajas en hidratos de carbono ¿son buenas o son malas? ¿Son útiles para perder peso?

Por un lado, es cierto que reducir, restringir o limitar (total o parcialmente) los hidratos de carbono en la alimentación es una estrategia que puede ser útil y beneficiosa en determinadas circunstancias. Sin embargo, como cualquier dieta mal planteada, también puede dar lugar a problemas y efectos secundarios si no se realiza de forma adecuada.

Además, no todas las dietas bajas en hidratos de carbono son iguales. Y, aunque las dietas bajas en hidratos de carbono (dieta low carb) y las dietas cetogénicas (dieta keto) comparten algunas características y beneficios, no son exactamente lo mismo:

1. Dieta cetogénica

La dieta cetogénica, como su propio nombre indica, se caracteriza porque genera un estado de cetosis fisiológica (que no tiene nada que ver con la cetoacidosis diabética). Es decir, el cuerpo, al ver reducido su combustible habitual (la glucosa), produce cuerpos cetónicos que podrán ser utilizados como combustible por diferentes órganos (como el cerebro).

Podría hablar horas sobre la dieta cetogénica, de sus características, de su seguridad y de sus beneficios... Pero ahora mismo solo quiero que te quede clara la diferencia con la dieta baja en hidratos de carbono: una dieta cetogénica siempre es una dieta baja en hidratos de carbono. Pero una dieta baja en hidratos de carbono no tiene por qué ser cetogénica.

Por otro lado, muchos de los beneficios de una dieta cetogénica (aunque no todos) podemos observarlos también con una dieta solo baja en hidratos de carbono, aunque no sea cetogénica; es decir, aunque no se produzcan cuerpos cetónicos ni un estado de cetosis constante. Y en esto nos vamos a centrar a continuación.

2. Dieta moderada en hidratos de carbono

En la mayoría de los estudios que encontramos sobre la restricción de hidratos de carbono se observan beneficios tan solo con una reducción moderada de estos. El efecto positivo de esta restricción se manifiesta sobre todo a nivel metabólico, hormonal, digestivo y de inflamación crónica:

- Mejoría del perfil lipídico en los análisis de sangre (sobre todo disminución de triglicéridos y aumento del colesterol HDL).
- Reducción del perímetro de cintura abdominal y menor tendencia al sobrepeso.
- Disminución de la infiltración grasa del hígado (hígado graso o esteatosis hepática).
- Mejor control de la glucemia (azúcar en sangre).
- Descenso de las cifras de tensión arterial.
- Disminución del ácido úrico.
- Menor resistencia a la insulina y mejoría de patologías relacionadas con esta, como el síndrome de ovario poliquístico.
- Mejoría de molestias digestivas (acidez, reflujo, gases, hinchazón y distensión abdominal).
- Disminución de marcadores de inflamación crónica.

Teniendo en cuenta que la mayor parte de las personas tenemos un trabajo y un estilo de vida bastante sedentario, es probable que este enfoque moderado en hidratos de carbono sea bastante adecuado como patrón de alimentación general. De hecho, es el estilo de alimentación que suelo recomendar como base.

EN LA PRÁCTICA, UNA «REDUCCIÓN MODERADA» DE LOS HIDRATOS DE CARBONO SIGNIFICA TRES COSAS:

- **Que eliminemos los hidratos de carbono** procedentes de productos ultraprocesados. Recuerda que, como ya hemos visto antes, no todos los hidratos de carbono son iguales.
- **Que los alimentos ricos en hidratos de carbono** no sean los protagonistas ni la base de nuestra alimentación. Esto es fácil de conseguir siguiendo la estructura y proporciones del plato saludable y ajustando la cantidad en función de nuestra actividad física.
- **Que los alimentos ricos en hidratos de carbono** que reducimos sean sustituidos por verduras y hortalizas.

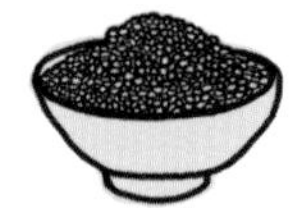

3. Dieta baja o muy baja en hidratos de carbono

Ya hemos visto que reducir los hidratos de carbono de forma moderada tiene beneficios. Pero eso no quiere decir que reducirlos más sea siempre mejor. Es cierto que, en algunos casos concretos, las dietas bajas o muy bajas en hidratos de carbono con un objetivo específico, bien planificadas y bien ejecutadas, pueden ser una estupenda herramienta.

Se utilizan, por ejemplo, para tratar problemas de sobrecrecimiento bacteriano y disbiosis (que son alteraciones de la flora intestinal que se asocian a síntomas digestivos como distensión y dolor abdominal, gases y flatulencia, malabsorción de nutrientes, diarrea, etcétera).

También son muy eficaces para el manejo del síndrome metabólico, de la prediabetes y de la diabetes tipo 2. Así como para el tratamiento del hígado graso y del síndrome de ovario poliquístico.

LO IMPORTANTE EN ESTOS CASOS ES QUE LA DIETA BAJA EN HIDRATOS DE CARBONO:

- Se establezca sobre las bases de una alimentación saludable.
- Sea completa y no dé lugar a déficits nutricionales ni a una restricción calórica excesiva y prolongada.
- Se introduzca de una forma progresiva para mejorar la tolerancia y disminuir los síntomas que puede producir una reducción brusca de hidratos de carbono en una persona no adaptada.
- Que se paute durante el tiempo necesario. A veces no es necesario ni recomendable mantenerlo de forma prolongada en el tiempo.
- Que se haga un buen seguimiento de la evolución y de la respuesta.

¿Y para perder peso? ¿Podría utilizarse este tipo de dietas? Todos hemos oído, o incluso experimentado en nuestras propias carnes, que una dieta baja en hidratos de carbono es muy eficaz para perder peso.

ESTO SE DEBE, ENTRE OTROS MOTIVOS, A QUE CON ESTE TIPO DE DIETAS RESULTA BASTANTE SENCILLO COMER MENOS CALORÍAS:

- **Por un lado, se eliminan de golpe casi todos los ultraprocesados**, puesto que la mayoría están elaborados con harina o azúcar.
- **Por otro lado, se aumenta el consumo de verduras y de alimentos ricos en proteína** y en grasas saludables. De esta forma, el hambre y la ansiedad se controlan bastante bien porque son muy saciantes.

Entonces ¿cuál es el problema? El problema reside en que, precisamente por lo fácil que resulta comer pocas calorías, existe el riesgo de que se convierta en una dieta excesivamente restrictiva. Y ya sabemos lo que pasa si mantenemos una restricción calórica durante demasiado tiempo. Lo que ocurre es que nuestro cuerpo acaba produciendo unas adaptaciones metabólicas que dan lugar a una situación de «metabolismo lento» o flujo energético bajo. Y este «metabolismo lento» es el responsable del estancamiento en la pérdida de peso, del efecto rebote, de que las dietas cada vez nos resulten menos eficaces, de que no consigamos perder peso a pesar de vivir a dieta y de que «hasta el agua nos engorde».

Por otro lado, teniendo esto en consideración, también es cierto que, bien utilizada, puede ser una herramienta muy interesante para la pérdida de peso. ¿Y qué significa bien utilizada? Significa que hay que saber en qué fase y en qué momento de la estrategia de pérdida de peso debe utilizarse y cómo.

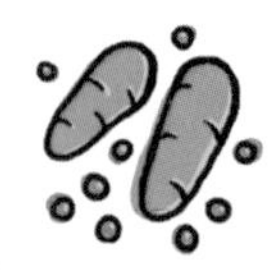

Esto tampoco quiere decir que sea la única estrategia que se puede utilizar en esta fase efectiva de la pérdida de peso ni la mejor. Existen varias estrategias, cada una con sus pros y sus contras. Por eso, lo fundamental es seguir la que mejor se adapte a tus gustos, tus circunstancias, tus necesidades y tu estilo de vida. Al final, lo más importante de una estrategia de pérdida de peso es que se lleve a cabo de una manera segura y saludable.

En resumen:

- Reducir de forma moderada los hidratos de carbono aporta beneficios a nivel metabólico, hormonal, digestivo e inflamatorio. Por eso, puede ser recomendable como estilo de alimentación general.

- Sin embargo, en circunstancias normales, restringir más o eliminar totalmente de nuestra alimentación los alimentos reales ricos en hidratos de carbono (legumbres, patata, boniato, arroz, fruta...) no nos va a aportar beneficios adicionales.

- De hecho, llevar un dieta baja o muy baja en hidratos de carbono, demasiado restrictiva, y durante un periodo de tiempo excesivamente largo, puede llevar a una situación de flujo energético bajo o «metabolismo lento».

- En algunos casos, estas dietas bajas o muy bajas en hidratos de carbono son útiles para el manejo y tratamiento de patologías o circunstancias concretas. Pero siempre de manera personalizada y bien planificada.

- Finalmente, también pueden ser una buena herramienta para adelgazar. Pero dentro de una estrategia correcta, segura y saludable de pérdida de peso.

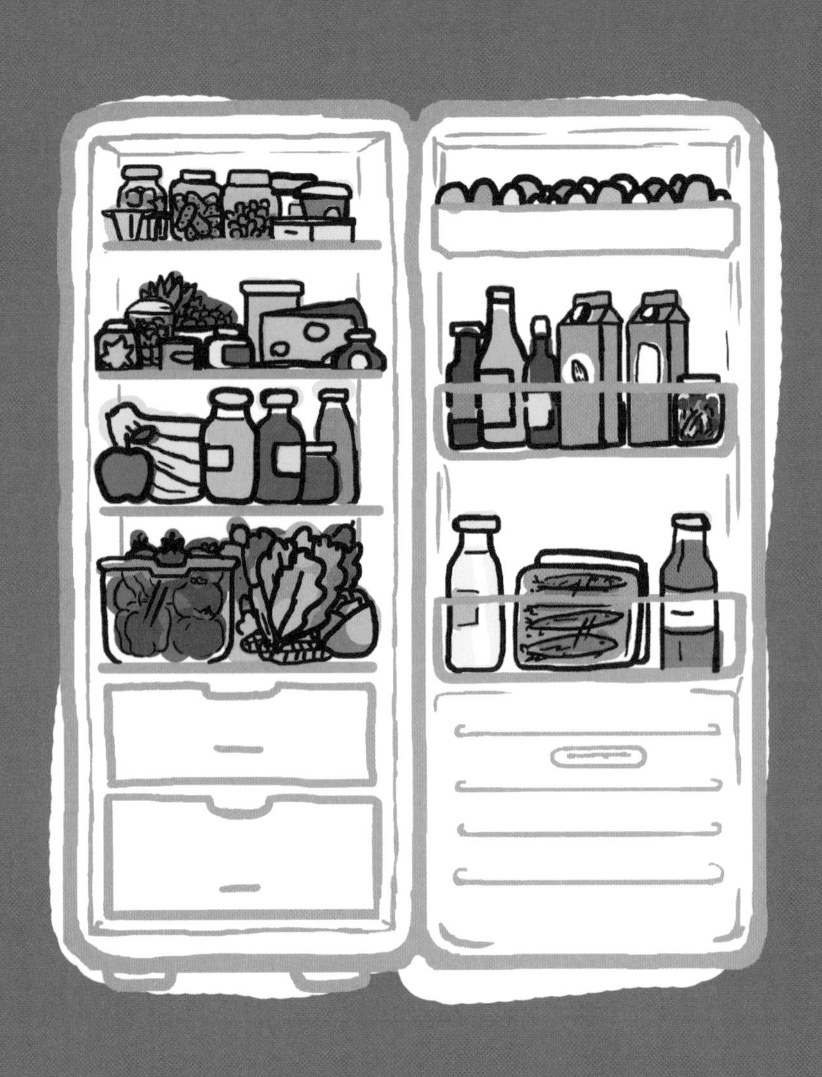

SEGUNDA PARTE

OLVIDA LOS MITOS

Cada cierto tiempo sale una noticia sobre algún alimento o componente de los alimentos que es muy muy malo o muy muy bueno. Este tipo de noticias, que en lugar de informar desinforman, lo que generan es miedo y confusión en la población que cada día encuentra más difícil saber lo que es comer saludable. El objetivo de esta segunda parte es despejar miedos y dudas, y que te quedes con una visión más amplia, clara y coherente con respecto a estos alimentos o componentes que más polémicas suelen despertar.

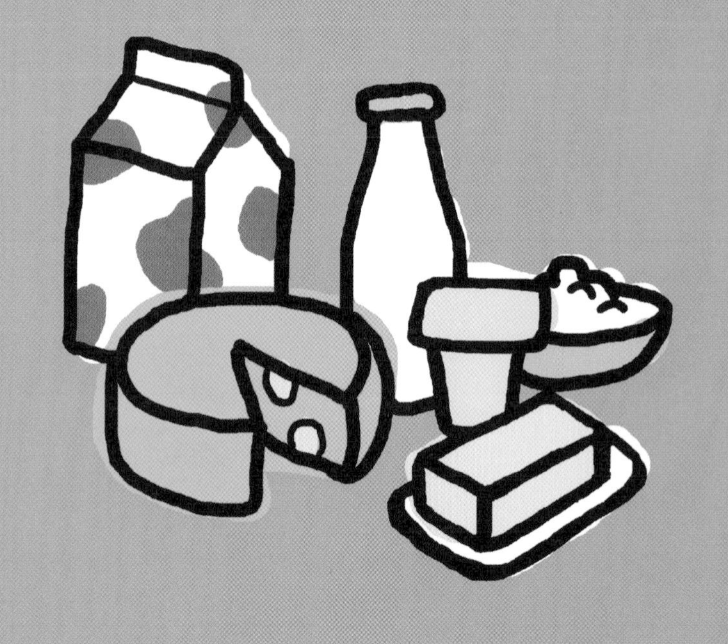

LÁCTEOS

Seguro que has oído que los lácteos son necesarios e imprescindibles para tener unos huesos fuertes y sanos. Pero también habrás escuchado por otro lado que somos los únicos animales que tomamos leche de adultos, que los lácteos se asocian con algunas enfermedades y hasta que son un veneno... Entonces ¿en qué quedamos? A lo largo de las siguientes páginas intentaré dar respuesta a esta duda tan habitual. Pero empecemos por el principio

Somos el único animal adulto que toma lácteos

Sí, y el único que fuma, que conduce y que tiene teléfono móvil. Si hay un argumento en contra de los lácteos, no es este. Es verdad que somos el único animal que toma lácteos fuera del periodo de lactancia. Esto se debe a que seguimos siendo capaces de digerirlos de adultos gracias a que conservamos en nuestro intestino la enzima que rompe la lactosa (la lactasa) para que podamos absorberla.

De hecho, esto supuso una ventaja evolutiva en su momento. Las personas adultas que eran capaces de tolerar y digerir los lácteos podían aprovechar su aporte energético y nutritivo en épocas de escasez de alimentos, teniendo mayores probabilidades de sobrevivir en estas condiciones.

Pero hay personas que no tienen esta enzima lactasa en su intestino (o tienen menos de lo normal) y son intolerantes a la lactosa. Por eso, no pueden digerirla bien y tendrán que evitarla para no presentar molestias digestivas.

La función original de la leche

Gracias a la leche los bebés experimentan la mayor velocidad de crecimiento de toda su vida durante el periodo de lactancia. Esto se debe a que la función principal de la leche es estimular ese crecimiento. Esta estimulación del crecimiento se debe, entre otras cosas, a que el perfil de proteínas de la leche favorece la secreción de hormonas (como la insulina) y activa las vías metabólicas relacionadas con el crecimiento.

El problema es que este efecto se mantiene cuando no necesitamos crecer. Y de ahí vienen algunos de los problemas relacionados con el consumo de lácteos.

Beneficios de los lácteos

Es innegable que la leche y los productos lácteos son alimentos muy nutritivos. No solo aportan una buena cantidad de energía, sino que además son una fuente interesante de proteínas, vitaminas, minerales y otras sustancias con un papel beneficioso para la salud (como algunos ácidos grasos).

Un aspecto interesante de los lácteos es que la mayor parte de estas sustancias beneficiosas se encuentran en la grasa de la leche. Por lo tanto, se pierden con el desnatado de la misma. También los procesos térmicos agresivos a los que se somete la leche industrial (UHT) afectan a su calidad nutricional. Por eso, como veremos más adelante, la leche fresca entera pasteurizada (la que venden refrigerada) es la que conserva más nutrientes y compuestos saludables.

POR OTRO LADO, LOS LÁCTEOS FERMENTADOS (YOGUR, KÉFIR) Y ALGUNOS QUESOS TIENEN BENEFICIOS ADICIONALES:

- **Son probióticos**: contribuyen a que tengamos una flora intestinal (microbiota) más diversa y saludable.
- **Durante la fermentación** disminuyen o desaparecen algunos compuestos problemáticos (como la lactosa).
- **También mejora la digestión,** absorción y asimilación de otros nutrientes.
- **Y se generan nuevas sustancias beneficiosas** con efectos antiinflamatorios, antioxidantes, etcétera.
- **Probablemente te preguntarás**: «¿Y el calcio? ¿Y los huesos? ¿Se te ha olvidado hablar de eso?». No, no se me ha olvidado. Es que a veces parece que lo único importante de la leche es el calcio y, en realidad, no es de las cosas más relevantes que aporta. De hecho, en los estudios tampoco se ha podido demostrar que el consumo de lácteos ni su calcio sean imprescindibles ni necesarios para la salud de los huesos ni para la prevención de la osteoporosis.

Problemas de los lácteos

Aunque hoy en día parece que todos los inconvenientes de los lácteos se deben a la lactosa, en realidad esta no es el único ni el más importante.

EL CONSUMO DE LÁCTEOS SE HA RELACIONADO CON DIFERENTES PROBLEMAS DE SALUD. Y HAY VARIOS COMPONENTES QUE PUEDEN SER LOS RESPONSABLES DE PRODUCIRLOS:

- **El azúcar de la leche**: lactosa.
- **Las proteínas de la leche**: caseína y proteínas del suero lácteo.
- **Otros componentes de la leche**: hormonas, microARN, etcétera.
- **Toxinas y residuos químicos.**
- **Espera, ¿y la grasa? ¿Crees que se me han olvidado los problemas de la grasa saturada de la leche?** Pues bien, la grasa de la leche ha sido injustamente desprestigiada y eliminada de los lácteos durante años. Sin embargo, en realidad se trata de uno de los componentes más inocuos y beneficiosos. Yo diría que si algo bueno tiene la leche es su grasa. Y no, consumir lácteos enteros no engorda más ni su grasa saturada aumenta el riesgo cardiovascular.

Bueno, volviendo a los problemas reales de la leche, voy a centrarme en los dos primeros puntos, porque son los que tienen mayor relevancia para la salud, los más estudiados y de los cuales existe mayor evidencia científica.

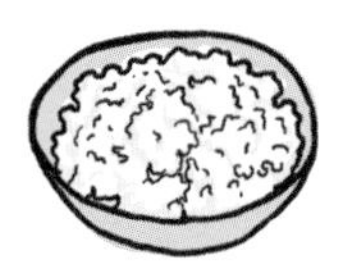

1. Problemas relacionados con la lactosa

La intolerancia a la lactosa se produce cuando la enzima necesaria para su digestión (la lactasa) está ausente o disminuida en nuestro intestino. Puede ser de mayor o menor grado en función de la cantidad de lactasa que permanezca funcionando. Existen diferentes motivos por los cuales la lactasa puede disminuir su presencia o desaparecer de nuestro intestino, algunos de ellos son incluso transitorios.

Los síntomas son gases, hinchazón, dolor abdominal, diarrea, etcétera.

Aparte de estas molestias digestivas, la lactosa en sí no es perjudicial ni se relaciona con otros problemas de salud. Por eso, si no eres intolerante, los productos sin lactosa no son más saludables. Recuerda que si la leche te sienta mal, no tiene por qué ser culpa de la lactosa.

2. Problemas relacionados con las proteínas de la leche

En la leche existen diferentes tipos de proteínas (la caseína y las proteínas del suero de la leche entre otras). La caseína se relaciona sobre todo con los problemas de digestibilidad, alergia, autoinmunidad y con el efecto adictivo de los lácteos. Por otro lado, el perfil de las proteínas del suero lácteo es el que produce mayor estímulo para la secreción de insulina y para la activación de las vías metabólicas relacionadas con el crecimiento. Pero para no complicar mucho la cosa, voy a hablar solo de las proteínas de los lácteos en general.

En muchas ocasiones son las proteínas las que hacen que la leche «siente pesada». No hay que confundir esta sensación de «digestión pesada» con los síntomas que produce la intolerancia a la lactosa (gases, hinchazón, dolor abdominal, diarrea...).

Por otro lado, las proteínas son las responsables de los problemas de alergia a los lácteos. A veces producen síntomas digestivos que pueden ser difíciles de diferenciar de los de la intolerancia a la lactosa.

También se ha estudiado su posible relación con el desarrollo de diabetes mellitus tipo 1 y de otras enfermedades autoinmunes. Esto tendría lugar sobre todo cuando coexiste un aumento de la permeabilidad intestinal. Es decir, cuando la función de barrera del intestino se encuentra alterada (inmadura o dañada) y permite el paso de estas proteínas lácteas a nuestro interior.

En cuanto al efecto adictivo de los lácteos, este se ha asociado a un derivado de la caseína que se produce durante su digestión: la casomorfina. Esta sustancia produce en nuestro cerebro sensaciones de placer y bienestar.

Finalmente, el perfil de proteínas de los lácteos aumenta la secreción de insulina y estimula el crecimiento de células y tejidos. Este efecto podría contribuir a algunos problemas de salud que se han asociado con el consumo de lácteos (obesidad, síndrome metabólico, diabetes tipo 2, acné, cáncer...), como veremos más adelante.

No todos los lácteos son iguales

Efectivamente, no todos los lácteos van a contribuir de la misma forma ni van a tener los mismos efectos sobre nuestra salud. Todos estos efectos, tanto los positivos como los negativos, van a depender de:

- **El tipo de animal** del que proceda la leche (vaca, cabra, oveja...).
- **El tipo de vida** y alimentación de estos animales.
- **El tipo de leche y su procesamiento**: entera, desnatada, pasteurizada, UHT...
- **El tipo de lácteo**: fermentado (yogures, kéfir), queso o leche.
- **La cantidad de lácteo** consumida.
- **El patrón de consumo.**
- **El resto de nuestro estilo de vida.**

Como puedes comprobar, la cuestión no es únicamente «lácteos sí o lácteos no», sino que, desde un punto de vista de salud general, en una persona sin una intolerancia o alergia a alguno de los componentes de los lácteos y sin problemas de salud como los que veremos más adelante lo que habría que tener en cuenta es el patrón de consumo y el tipo de lácteo.

Para eso vamos a ver a continuación cómo elegir y consumir los productos lácteos para poder aprovechar al máximo sus propiedades y beneficios, minimizando los posibles problemas asociados a su consumo.

¿Cuál es la mejor forma de tomar lácteos?

Lo primero que tienes que saber es que si no te gustan los lácteos, no te sientan bien o no quieres consumirlos no pasa absolutamente nada. ¡No son imprescindibles! Dicho esto, si, por el contrario, te gustan los lácteos, te sientan bien y quieres tomarlos, también puedes seguir haciéndolo. Pero ten en cuenta que, para minimizar los problemas asociados a su consumo, es importante la cantidad de lácteos que tomes y el papel que representen en tu alimentación.

Cuando anteriormente he hablado sobre los efectos del consumo de lácteos, ya te he explicado que estimulaban la secreción de insulina y el crecimiento de células y tejidos. Este efecto es necesario durante la lactancia para asegurar el crecimiento y desarrollo de los bebés. Incluso puede tener cierto interés cuando se busca ganar masa muscular o evitar su pérdida. Pero, fuera de estas circunstancias, puede que conlleve más inconvenientes que ventajas. De hecho, algunos de los problemas de salud asociados al consumo de lácteos (obesidad, síndrome metabólico, acné, cáncer...) se relacionan con esto.

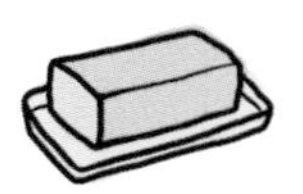

De todas formas, este efecto del consumo de lácteos y su repercusión serán mayores cuanto mayor sea la cantidad que se tome y cuanto más protagonista sea el papel que desempeñen en tu alimentación. Por este motivo, el patrón de consumo es importante:

- **Si de adultos nuestra alimentación es completa y saludable** y utilizamos los lácteos solo como un pequeño complemento de la misma, este efecto negativo será mínimo.
- **Si, por el contrario, «vivimos a base de lácteos»** o la mayor parte de las calorías de nuestra dieta proceden de lácteos, probablemente este efecto se intensifique.

Mi recomendación es que limites el consumo de lácteos a lo «imprescindible», de manera que se comporten como un complemento de tu alimentación.

¿QUÉ QUIERE DECIR ESTO DE «COMPLEMENTO»? VAMOS A VERLO A CONTINUACIÓN:

1. LA LECHE

Lo ideal es que te limites a manchar con un poco de leche el café o el té. Si te gusta llenar un tazón hasta arriba, prueba a hacer un café largo o americano (diluido con agua) y añadir un poco de leche al final. Además, como la leche entera tiene más cuerpo, con poca cantidad cunde mucho y el resultado es bueno.

- Si te encanta tu vaso de leche y no quieres prescindir de él, procura limitarlo a un vaso al día, preferiblemente en el desayuno.
- No bebas leche como si fuera agua. No uses la leche para acompañar a las comidas ni para quitarte la sed.

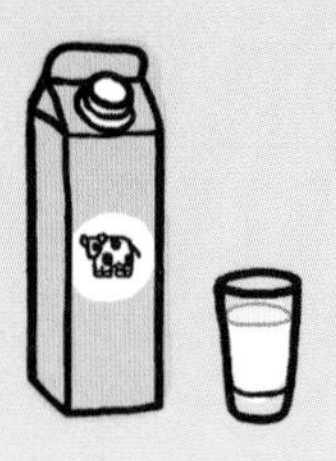

2. EL YOGUR O KÉFIR

Pueden formar parte de un buen desayuno completo (por ejemplo, yogur con fruta, frutos secos, avena y/o semillas).

- Pero evita que esto sea tu comida o cena, pues estaría desplazando otros alimentos importantes y necesarios que deberían formar parte de tus platos (verduras, arroz, legumbres, patata, huevo, carne, pescado...).
- También puedes tomarlos a media mañana, como merienda o postre. Pero no los conviertas en el recurso fácil para todos esos momentos. Existen muchas otras alternativas (fruta, frutos secos, huevo cocido, avena, etcétera).
- Intenta limitar su consumo a una vez al día como mucho. Por ejemplo: si ya has desayunado yogur, pues a media mañana, en la merienda o en el postre invéntate otra cosa.

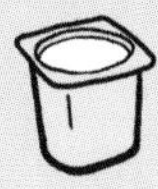

3. EL QUESO

Utilízalo como complemento para añadir sabor a ensaladas, cremas de verduras, salteados, tortillas, pizzas y otras recetas caseras. Con echar un poco es suficiente (no es mejor echar más).

- Procura no añadir ni complementar con queso todas las comidas.
- Resérvate el queso como algo especial, y limítalo a dos o tres veces a la semana.
- Evita que se convierta en el protagonista de tu comida o cena (o en lo único que comas o cenes). Es fácil cenar pan con queso, pero no es lo mejor.
- También puedes tomarlo ocasionalmente como parte del desayuno, a media mañana, como merienda, aperitivo o postre.
- No confíes en tu capacidad para «moderar» la cantidad que tomas, ni te sientes a la mesa con la cuña y el cuchillo en la mano. Córtate o sírvete lo que vayas a comer y vuelve a guardarlo en su sitio.
- Una ración de unos 25g (o 50g para quesos frescos) dos o tres veces a la semana sería suficiente.

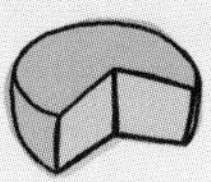

El queso tiene una elevada densidad calórica y nutricional. Con una pequeña cantidad es suficiente.

¿Cómo escoger los lácteos?

Ya hemos dicho que no todos los lácteos tienen los mismos efectos para la salud. Por eso es importante que también tengas en cuenta los siguientes detalles a la hora de escogerlos:

- **Evita los lácteos ultraprocesados:** batidos, natillas, postres lácteos, yogures azucarados, de trozos, de sabores, etcétera.
- **Elige los lácteos enteros:**
  - **a.** La mayor parte de los nutrientes interesantes se encuentran en la grasa de la leche.
  - **b.** El procesamiento para desnatar la leche elimina la mayor parte de esos nutrientes.
  - **c.** Son más saciantes, por lo que ayudan a controlar mejor el apetito.
  - **d.** En la mayoría de los estudios, muchos de los problemas asociados al consumo de lácteos solo se observan con los desnatados y no con los enteros.
- **Busca la leche fresca (refrigerada):** conserva más nutrientes y propiedades.
- **Consume sobre todo lácteos fermentados (yogur y kéfir):** son los que más beneficios aportan.
- **Escoge quesos de elaboración tradicional** y evita los sucedáneos y las versiones light (untables, sábanas, quesitos, rallados, para fundir...).
- **Alterna el origen de los lácteos:** vaca, oveja, cabra... Los de cabra son los que mejor se suelen digerir y tolerar.
- **Si tienes la posibilidad,** elige lácteos procedentes de animales de pasto.

¿Cuándo es mejor evitar los lácteos?

La intolerancia a la lactosa puede ser una buena señal de que tu cuerpo no quiere lácteos. Pero ya hemos visto que la lactosa no es el único problema y que hay otras situaciones en las que, independientemente de ella, tomar lácteos puede tener más inconvenientes que ventajas. Vamos a ver a continuación en qué circunstancias limitar su consumo, o incluso eliminarlos del todo, puede merecer la pena.

1. Acné

Existen varios factores que se relacionan con el desarrollo del acné. Hay una importante base genética, pero también influyen el tipo de bacterias presentes en la piel y el estado hormonal entre otros.

En el componente hormonal influyen los niveles de hormonas sexuales (estrógenos, progesterona, testosterona...), las hormonas del estrés (como el cortisol) y la insulina. Ya sabemos que uno de los problemas de los lácteos es que estimulan la secreción de insulina y activan vías metabólicas relacionadas con el crecimiento celular. La activación de estas vías es uno de los mecanismos más estudiados que relaciona el consumo de lácteos con el acné. Por lo tanto, aunque los lácteos no sean la causa única que determine la aparición de este acné, son un factor más a tener en cuenta.

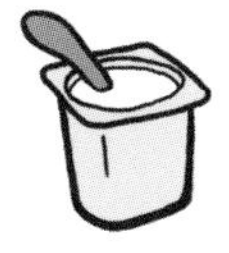

2. Enfermedades reumatológicas y autoinmunes

También se ha estudiado el papel de los lácteos en el desarrollo de enfermedades reumatológicas y de tipo autoinmune (como la diabetes mellitus tipo 1), sobre todo cuando se asocian a un aumento de la permeabilidad intestinal.

Cuando existe un aumento de la permeabilidad intestinal, significa que la función de «barrera» de nuestro intestino está alterada. Esto permite el paso al interior de nuestro cuerpo de sustancias y moléculas extrañas, como algunas proteínas de la leche. Cuando estas proteínas pasan a nuestro interior, el cuerpo las detecta como extrañas y genera defensas contra ellas. Estas defensas pueden después atacar y destruir nuestras propias células y tejidos, dando lugar a este tipo de enfermedades reumatológicas y/o autoinmunes.

Sin embargo, los lácteos no son la única condición necesaria para su aparición. También existen factores genéticos, infecciosos, hormonales, intestinales que van a influir en su desarrollo.

3. Dificultad para la pérdida de grasa

La pérdida de peso y la mejora de la composición corporal no son incompatibles con el consumo de lácteos. Pero algunos efectos de estos pueden ponerlo más difícil, sobre todo si su patrón de consumo no es el adecuado, como hemos visto anteriormente.

Por un lado, el efecto estimulante de la secreción de insulina de los lácteos se opone a la pérdida de grasa. Y, por otro, tienen cierto efecto adictivo que hace casi imposible moderar su ingesta. Esto supone que, sin ser conscientes, los lácteos se convierten en una de las principales fuentes de calorías del día, desplazando a otros alimentos interesantes desde el punto de vista nutricional.

Por eso, si ya estás siguiendo una alimentación saludable, llevas un tiempo cambiando tus hábitos y no logras perder grasa o te has estancado, es posible que controlar la ingesta de lácteos pueda ayudarte. Pero, ojo, no pienses que la culpable es la grasa de la leche. Tomar lácteos desnatados tampoco ayuda a la pérdida de peso.

4. Cáncer

No hay estudios que hayan demostrado que los lácteos causen cáncer. Hay muchas investigaciones que intentan esclarecer si su consumo se asocia o no con mayor incidencia, mortalidad o peor pronóstico del cáncer. Pero los resultados de todos ellos son muy dispares, poco consistentes y no resultan válidos para sacar conclusiones.

Sin embargo, se ha visto que en la proliferación de las células cancerígenas de algunos tipos de cáncer participan señales de crecimiento mediadas por la insulina. Por otro lado, se sabe que las proteínas de los lácteos aumentan la secreción de insulina y activan estas señales de crecimiento, sobre todo si se toman en grandes cantidades.

Por supuesto que los lácteos no son la única condición necesaria para el desarrollo o progresión de ningún tipo de cáncer. Pero si aplicamos el principio de precaución, sería aconsejable reducir o evitar los lácteos para minimizar esta estimulación del crecimiento celular en caso de padecer esta enfermedad.

5. Si te sienta mal

Parece lógico que si los lácteos te sientan mal los evites. Y, a continuación, que un profesional te diagnostique cuál es la causa. Sin embargo, la mayoría de las veces lo primero que se hace es cambiarlos por lácteos sin lactosa.

Si notas que los lácteos te sientan mal, lo mejor es que acudas a un profesional que investigue el motivo. Ya te adelanto que las causas pueden ser múltiples. Algunas reversibles y transitorias, e incluso puede ser que ni siquiera tengan que ver con los lácteos en sí mismos sino con el estado de tu flora intestinal.

Así que, si no te sientan bien, mejor evítalos hasta que sepas por qué, y no te limites solo a cambiar a leche y productos sin lactosa.

En resumen:

▶ El acné severo, las enfermedades autoinmunes o el cáncer son problemas graves de salud que suelen necesitar tratamientos médicos agresivos con importantes efectos secundarios. Los factores que intervienen en su origen, evolución y pronóstico son múltiples y complejos. Se ha estudiado que, en algunas circunstancias, los lácteos podrían tener alguna influencia en su desarrollo y progresión. Y, aunque no sean la causa única que vaya a determinar su aparición, pueden ser «la gota que colma el vaso».

▶ Limitar el consumo de lácteos es una medida fácil, poco agresiva, exenta de riesgo y sin efectos secundarios. Por este motivo puede merecer la pena reducir o evitar los lácteos en estas situaciones. Es poco lo que se pierde por probar y mucho lo que se puede ganar.

▶ También puede ser de ayuda controlar el consumo de lácteos si, a pesar de llevar una alimentación saludable, te cuesta perder grasa.

▶ Y, en caso de que te sienten mal, no los cambies por lácteos sin lactosa. Mejor evítalos y consulta a un profesional que te diagnostique el motivo.

Lácteos sin lactosa

Seguro que te has fijado en que cada vez hay más productos lácteos «sin lactosa». Se anuncian como más ligeros, más digestibles, más... ¿saludables? Pero ¿es que es mala la lactosa? ¿Es perjudicial para la salud? ¿Son más ligeros los productos sin lactosa? ¿Engordan menos? Vamos a responder todas estas preguntas. Pero empecemos por el principio.

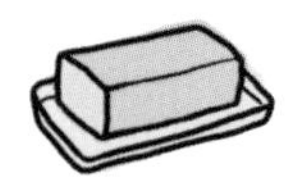

¿Dónde se encuentra la lactosa? La lactosa es el azúcar que está presente de forma natural en la leche. Da igual si es de vaca, oveja, cabra, búfala o de burra; todas tienen lactosa en mayor o menor cantidad. Y también la leche humana. Por otro lado, también contienen lactosa de forma natural los productos lácteos (yogur, kéfir, queso, cuajada...) porque se elaboran con leche. Pero la cantidad de lactosa de estos productos lácteos es variable. Incluso es posible que sea prácticamente inexistente.

1 FERMENTADOS

En el caso de los lácteos fermentados, como el yogur o el kéfir, la lactosa desaparece parcial o totalmente. Los fermentos transforman esa lactosa en ácido láctico (lo que les da su acidez característica). Pero cuidado, a veces pueden llevar lactosa o leche en polvo añadida. Esto ocurre en muchos yogures industriales. Compruébalo en la lista de ingredientes de su etiqueta.

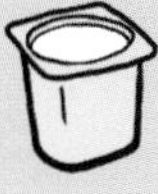

2 QUESOS

Los quesos también pueden perder la lactosa parcial o totalmente. En la fabricación del queso, la leche se cuaja y el suero se separa. Parte de la lactosa se elimina porque queda disuelta en este suero que es retirado. Cuanto más curado sea el queso menor será su contenido en lactosa, porque durante la maduración la lactosa se va transformando en otras sustancias por la acción de diferentes enzimas presentes en el proceso.

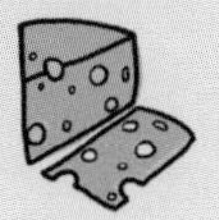

3 OTROS LÁCTEOS

¡Ojo! Otros lácteos no fermentados, como la cuajada, no pierden la lactosa. En estos productos no se produce la fermentación bacteriana que transforma la lactosa en ácido láctico. Y tampoco olvidemos que todos los postres lácteos y productos ultraprocesados elaborados con leche también van a contener lactosa.

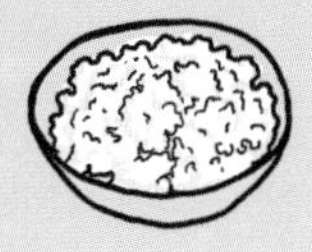

¿Hay lactosa fuera de los productos lácteos?

Aparte de la leche y sus derivados, no hay otros alimentos reales que contengan lactosa de forma natural. Sin embargo, es muy frecuente encontrar todo tipo de productos ultraprocesados con lactosa añadida. Desde galletas hasta embutidos. Por eso es necesario leer el listado de ingredientes de sus etiquetas para comprobarlo.

¿Cuándo hay que evitar la lactosa?

Hay personas que están diagnosticadas de intolerancia a la lactosa. Esto quiere decir que no pueden digerirla bien, porque en su intestino carecen de la enzima necesaria para ello (la lactasa). Estas personas presentan gases, hinchazón, dolor abdominal, diarrea, etcétera, cuando consumen mayor cantidad de lactosa de la que son capaces de digerir. Para evitar estos síntomas digestivos, las personas con esta intolerancia tendrán que dejar de consumir leche o cualquier producto que contenga lactosa.

También hay quienes solo tienen una intolerancia parcial. Estos podrán tomar cierta cantidad de alimentos con lactosa sin que aparezcan los síntomas. Pero si se pasan de la cantidad que son capaces de digerir, presentarán los mismos síntomas digestivos.

Pero ¡recuerda!, como ya hemos visto anteriormente, a veces el problema no es la lactosa. Es decir, que la leche te siente mal no siempre significa que seas intolerante a la lactosa. La leche y los derivados lácteos pueden sentar mal por otros motivos que nada tienen que ver con ella. Desde una alergia a las proteínas de la leche hasta problemas de alteración de la flora intestinal (disbiosis). Por lo tanto, en estos casos tomar leche y productos sin lactosa no sería la solución al problema.

¿Son más saludables los lácteos sin lactosa?

La lactosa no es buena ni mala; no es una sustancia dañina en sí misma ni tiene efectos perjudiciales para la salud. Es simplemente un tipo de azúcar presente de forma natural en la leche.

Por otro lado, cuando hablamos de lácteos «sin lactosa», no quiere decir que les hayan quitado la lactosa. Simplemente les han añadido lactasa (la enzima que digiere la lactosa). Es decir, la han digerido ya por ti.

EN REALIDAD, LA LECHE Y LOS PRODUCTOS SIN LACTOSA:

- **No son más saludables.**
- **No son más ligeros.**
- **No tienen menos azúcar.** La cantidad de azúcar de la leche es la misma, pero ya viene predigerida por la lactasa.
- **No engordan menos.**
- **No se digieren mejor** (si tu aparato digestivo puede digerir la lactosa con normalidad). De hecho, suelen ser las proteínas de la leche, y no la lactosa, las que hacen que sea bastante indigesta.

Por eso, salvo que tengas una intolerancia real a la lactosa, el consumir leche y productos sin lactosa no supone ninguna ventaja ni beneficio para tu salud. Solo un perjuicio para tu bolsillo.

En resumen:

▶ Si la leche y/o los lácteos te sientan mal, no siempre quiere decir que seas intolerante a la lactosa. Puede haber otros motivos, aparte de la lactosa, por los cuales la leche o los lácteos te den problemas. Y en estos casos la solución no está en tomar leche y productos sin lactosa.

▶ Si la leche y los lácteos nunca te han dado problemas, tomarlos sin lactosa no tiene ningún beneficio ni ventaja para tu salud. Ser «sin lactosa» no los hace más saludables.

▶ Solo si tienes algún grado de intolerancia a la lactosa y quieres seguir tomando lácteos, tendría sentido comprar leche y productos sin lactosa para evitar los síntomas digestivos. Aunque si lo único que necesitas es un líquido blanco que sustituya a la leche en tu café, también puedes probar con alguna bebida vegetal.

▶ Y si directamente prefieres dejar de consumir leche y productos lácteos, también es una opción válida porque no son necesarios ni imprescindibles.

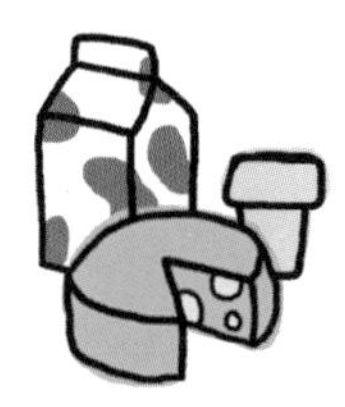

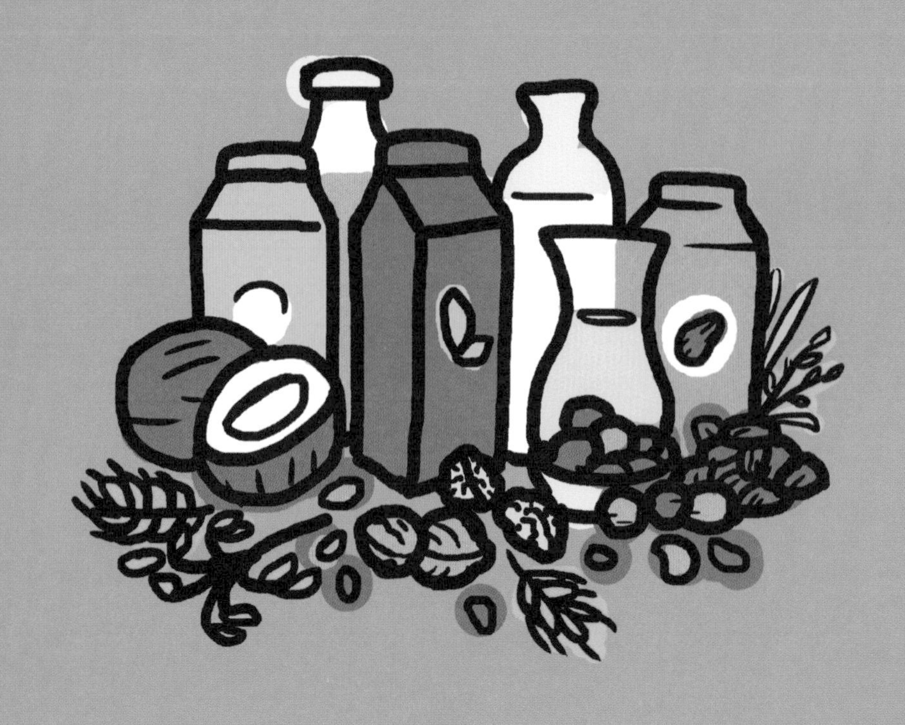

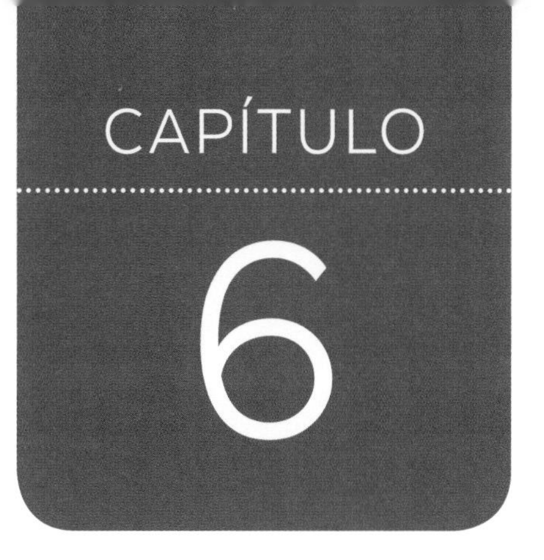

BEBIDAS VEGETALES

Cada vez son más las personas que, bien por algún tipo de intolerancia o bien por su filosofía de alimentación, han dejado de beber leche. Por este motivo, entre otros, la popularidad y el consumo de bebidas vegetales está creciendo a un ritmo acelerado. No hay más que asomarse a esta sección del supermercado y ver la gran variedad que tenemos a nuestro alcance: soja, avena, arroz, coco, quinoa, nueces, avellanas, alpiste... Sin embargo, no termina de quedar clara la función de este tipo de bebidas, si pueden sustituir a la leche de vaca o si son una opción más saludable que esta. Así que vamos a ir aclarando todas estas dudas.

¿Para qué sirven las bebidas vegetales?

Podríamos decir que las bebidas vegetales sirven para sustituir un líquido blanco (la leche) por otro diferente. Es decir, sirven para cambiar el color y el sabor del café o del té si no te gusta su color o su sabor original, y poco más. Pero no son un complemento necesario en la alimentación, ni van a aportar ningún beneficio extra a una alimentación que ya sea saludable. En resumen, beber bebidas vegetales no hace que tu alimentación sea más saludable.

Además, desde un punto de vista nutricional, no tienen nada que ver con la leche. Se trata de alimentos completamente diferentes, aunque puedan parecerse en algo sus tablas de composición de nutrientes. Su origen es diferente, su procesamiento es diferente y los nutrientes y micronutrientes que no aparecen reflejados en la tabla de la etiqueta también son diferentes. Por tanto, aunque se parezcan, no podemos considerar a las bebidas vegetales como un sustituto ni un equivalente vegetal de la leche.

¿Son saludables las bebidas vegetales?

Imagino que lo siguiente que te interesará saber sobre estas bebidas es si son o no saludables, y si las puedes seguir tomando con tranquilidad. No sé a ti, pero a mí la sensación que me transmiten y que percibo de las bebidas vegetales cuando las veo en el supermercado es que son «la opción más saludable». Suelen estar en la sección de «alimentos saludables, ecológicos o dietéticos». Su envase tiene unos colores y un aspecto «más verde, natural, saludable, alternativo»... Pero no nos dejemos engañar por la apariencia y analicémoslo en profundidad.

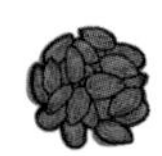

1. INGREDIENTES

Como siempre, el primer paso para saber si un producto es saludable es leer su etiqueta. El primer ingrediente de las bebidas vegetales es siempre el agua. Esto quiere decir que es el componente más abundante del tetrabrik (entre un 85-95 por ciento es agua).

A continuación en el listado aparece el segundo ingrediente más abundante, que lo ideal es que fuera el cereal, legumbre o fruto seco que da nombre a la bebida (es decir, avena, arroz, soja, avellana...). Sin embargo, en algunas de las bebidas vegetales que encontramos, sobre todo si son de sabores (chocolate, vainilla), este segundo ingrediente es azúcar añadido. Es decir, una bebida de almendras que en su listado de ingredientes aparezca: «agua, azúcar y almendra», tiene más azúcar que almendra.

2. PROCESAMIENTO

Cada vez encontramos más bebidas vegetales sin azúcares añadidos. ¿Significa esto que no tienen azúcar? Entonces ¡¿por qué están dulces?! Si has probado la bebida de avena o de arroz sin azúcar añadido igual te ha llamado una cosa la atención: ¡que está buena! ¡Y dulce! Pero si el arroz y la avena no son dulces... ¿Cómo puede ser esto? Pues, resumiéndolo mucho, esto se debe a que durante el proceso de elaboración de las bebidas vegetales que se hacen con cereales (como el arroz o la avena), gran parte del almidón de estos cereales se rompe y se transforma en azúcares. Y aunque no puedan considerarse «azúcares añadidos», se trata de azúcares libres que van a tener un efecto similar. Hablaremos de los azúcares libres en profundidad más adelante.

Sin embargo, esto no ocurre en otras bebidas vegetales como la bebida de soja o la de frutos secos. (De hecho, la de soja sin azúcar no está tan buena, ¿eh?). Esto se debe a que apenas contienen almidón y, por lo tanto, este no se transforma en azúcares. Y tampoco ocurre con las bebidas de arroz o de avena caseras, porque con el procedimiento casero no se produce la rotura del almidón.

3. USO

Que una bebida vegetal industrial (sin azúcar añadido) sea más o menos saludable dependerá del uso que hagas de ella. Es decir, si compras bebida de arroz pensando que es más saludable, y como está buena te bebes medio litro al día, en realidad te estás bebiendo bastantes terrones de azúcar..., lo cual no es muy saludable. Si, por el contrario, únicamente utilizas un poco de bebida para cambiarle el color al café, pues probablemente no suponga ningún problema para tu salud.

¿Son más saludables las bebidas vegetales que la leche de vaca?

No podemos decir que sean ni más ni menos saludables que la leche de vaca. No podemos compararlas porque son alimentos diferentes. Además, será el contexto de cada persona y el uso que haga de estas bebidas, lo que las convierta en algo más o menos saludable para ella.

Por ejemplo, para un alérgico a la proteína de la leche de vaca será más saludable tomar un poco de leche de avena con el café que tener una reacción alérgica bebiendo leche de vaca.

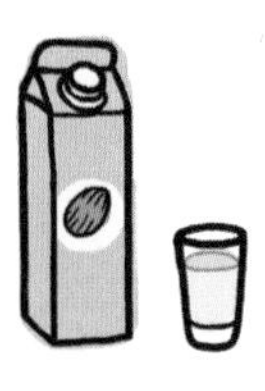

En resumen:

▶ Si decides no beber leche, o no tomar lácteos, y el resto de tu alimentación es suficientemente completa y variada, no es necesario que los sustituyas por nada.

▶ Si en lugar de leche necesitas o prefieres utilizar alguna bebida vegetal (por ejemplo, con tu café), la mejor opción sería utilizar una bebida vegetal casera.

▶ Y si finalmente optas por una bebida vegetal industrial, te aconsejo que:

a. Busques una que tenga el menor número de ingredientes posible (lo ideal es que solo contenga agua y el cereal, semilla o fruto seco del cual se ha extraído la bebida).

b. Evites las que contengan azúcar añadido en sus ingredientes.

c. Que el porcentaje del cereal, semilla o fruto seco no sea insignificante (no pagues agua a precio de oro).

d. Y que utilices la mínima necesaria para cubrir su función (¿suavizar el café?). Es decir, que no la bebas como si fuera agua.

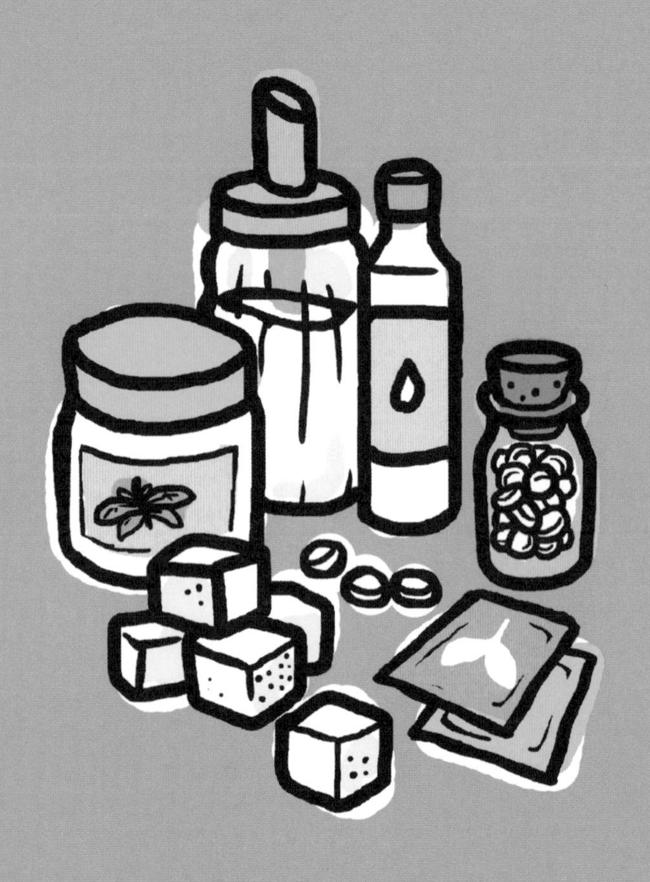

CAPÍTULO

7

AZÚCAR

Seguro que has oído hablar de todos los efectos negativos que tiene el azúcar para nuestra salud. Probablemente te hayas planteado sustituirlo, si no lo has hecho ya, por algún edulcorante o por otra alternativa más saludable o «natural». Tras una intensa campaña en contra del azúcar ya tenemos un nuevo concepto muy interiorizado: «el azúcar es malo». Pero ¿significa esto que el azúcar es malo por definición? ¿Cualquier tipo de azúcar y en cualquier alimento? Voy a intentar aclarar esto a lo largo de las próximas páginas.

Lo primero que debemos saber es que el azúcar no es bueno ni malo por sí solo. Esto quiere decir que el azúcar no es bueno o malo por el simple hecho de ser azúcar.

PERO, PARA ENTENDER ESTE CONCEPTO, NECESITAMOS COMPRENDER PRIMERO DOS COSAS FUNDAMENTALES:

- **La función del azúcar.**
- **Cómo se comporta en nuestro cuerpo y los efectos que nos va a producir, lo cual, a su vez, va a depender de:**
  a. La relación del azúcar con el resto del alimento que lo contiene.
  b. La concentración de azúcar e intensidad del dulzor de ese alimento.

La función del azúcar

Todos nacemos con una fuerte atracción hacia los sabores dulces. Es innato. El sabor dulce produce en nuestro cerebro placer, satisfacción y bienestar. Pero esto no es así por casualidad.

En la naturaleza, los alimentos más dulces (fundamentalmente las frutas) son también una fuente importante de energía y nutrientes esenciales (vitaminas, minerales, antioxidantes...). Estos nutrientes son necesarios para el correcto funcionamiento de nuestro organismo. Por eso, nuestro cuerpo desarrolló esta atracción por el sabor dulce para asegurarse el aporte de estos nutrientes.

Como hemos dicho, el azúcar está presente de forma natural sobre todo en las frutas. El dulzor de la fruta hace que nos sintamos atraídos instintivamente hacia ella y aumentemos su consumo. De esta forma, el cuerpo se asegura de que ingerimos una buena dosis de todos esos nutrientes importantes de las frutas que necesitamos.

Hasta aquí todo correcto. ¿Cuándo surge el problema? El problema aparece cuando el azúcar se añade a productos que no son saludables, haciendo que nos sintamos atraídos hacia estos productos insanos. Sin embargo, estos no van a aportar los nutrientes beneficiosos que ofrece la fruta, sino todo lo contrario. De esta manera se desvirtúa la misión original que tenía el azúcar.

¿Qué efectos tiene el azúcar de la fruta?

Para responder a esta pregunta tenemos que analizar la estructura del alimento, la relación del azúcar de la fruta con el resto de los componentes de una pieza de fruta entera, así como la concentración de azúcar en la misma.

1. LA FRUTA ES UN ALIMENTO COMPLETO

Al comer fruta no ingerimos solo azúcar, ya que este es un componente más de la pieza; forma parte del conjunto del alimento completo. Cuando comemos fruta estamos ingiriendo también una infinidad de nutrientes y sustancias necesarias para nuestro organismo y beneficiosas para nuestra salud.

2. LA FRUTA TIENE UNA ESTRUCTURA FIBROSA

Es difícil ingerir una gran cantidad de azúcar de golpe, en un corto periodo de tiempo, cuando se comen frutas enteras (no así en zumos o batidos). Esto se debe a que la fruta presenta una matriz o estructura fibrosa. Esto hace que necesitemos bastante tiempo para masticarla, digerirla y absorberla. Además, al contener mucha agua y ser lenta de comer, la fruta nos sacia rápidamente. Por eso es fácil parar de comerla antes de llegar a ingerir grandes cantidades de azúcar con ella.

3. EN LA FRUTA LA CONCENTRACIÓN DE AZÚCAR ES BAJA

El azúcar se encuentra poco concentrado en la fruta. La fruta contiene una gran cantidad de agua, por eso, cada porción de fruta aporta poca cantidad de azúcar. Además, siendo objetivos, el dulzor de la fruta no es muy intenso.

El azúcar libre y añadido ¿cómo se comporta y qué efectos tiene?

Cuando hablamos de azúcar libre o añadido, nos referimos al azúcar que ha sufrido alguno de estos procesos:

- **Ha sido liberado** y extraído de su alimento y forma original: por ejemplo, al exprimir la fruta para hacer zumo.
- **Ha sido concentrado**: cuando se evapora parte del agua de un zumo o puré de frutas para concentrar sus azúcares y hacerlo más dulce.
- **Se ha incorporado** (añadido) como ingrediente en la elaboración de otros productos: por ejemplo, el azúcar añadido en unas galletas.

El problema es que estos procesos afectan a la manera en que se va a comportar el azúcar y a los efectos que va a tener en nuestro cuerpo. Para entenderlo, haremos el mismo análisis que hemos realizado anteriormente con el azúcar de la fruta, teniendo en cuenta la estructura del alimento, la relación del azúcar con el resto del alimento, así como la concentración de azúcar en el mismo.

1. El azúcar libre o añadido ya no forma parte de un alimento completo

Es un ingrediente aislado que ha sido liberado, concentrado o añadido. Además, este azúcar suele acompañarse de otros ingredientes refinados y perjudiciales, y muy pocos nutrientes interesantes. Por eso se considera habitualmente como calorías vacías.

2. El azúcar libre o añadido carece de estructura fibrosa

El azúcar libre o añadido a productos procesados carece de una matriz o estructura fibrosa. Estos productos apenas requieren masticación. En estas formas, son extremadamente fáciles de tragar, digerir y absorber. Además, sacian muy poco y es difícil parar de comerlos. Por eso se pueden ingerir grandes cantidades de azúcar de golpe, en un corto periodo de tiempo y sin darse cuenta.

3. El azúcar libre o añadido tiene una concentración alta

El azúcar libre y añadido a los productos procesados suele encontrarse muy concentrado. Por eso, una pequeña cantidad de estos productos aporta una cantidad grande de azúcar. Además, el dulzor que proporcionan es artificialmente muy intenso. Mucho más intenso que el de la fruta. El problema estriba en que nuestro cerebro se acostumbra a esta intensidad de dulzor y, en consecuencia, los alimentos menos dulces, como la fruta, dejan de gustarnos tanto. Esto nos lleva a preferir estos productos artificialmente más dulces (pero vacíos de nutrientes), desplazando el consumo de los alimentos naturalmente dulces (frutas), cargados de nutrientes.

En resumen:

- El azúcar no es malo solo por ser azúcar. El azúcar se vuelve malo cuando se saca de su contexto y se desvirtúa su función original.
- La función original del azúcar es un mecanismo para asegurar nuestra correcta nutrición. Los sabores dulces nos producen satisfacción y placer que nos impulsa a buscar y consumir alimentos naturalmente dulces y nutritivos como las frutas.
- Sin embargo, cuando ese azúcar se libera, concentra y/o añade a otros productos, cambia su comportamiento y los efectos que tiene sobre nosotros, dando lugar a un patrón de alimentación poco saludable.

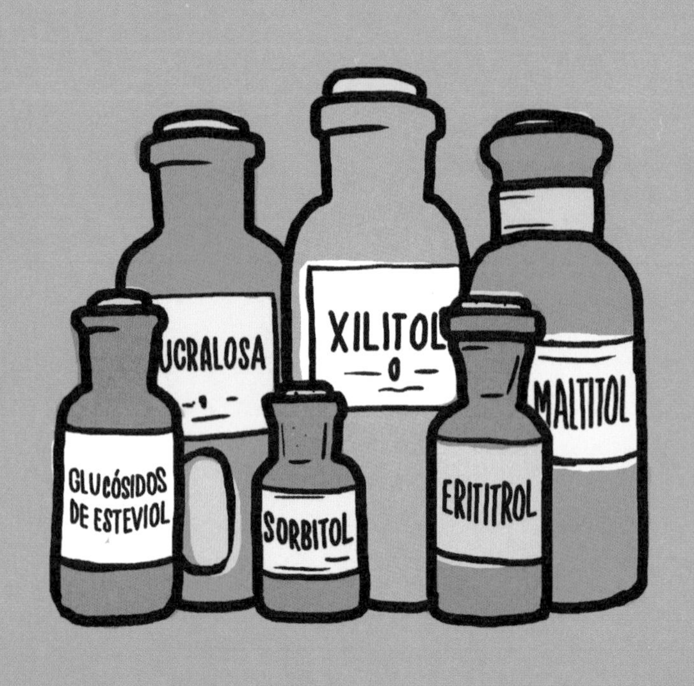
UCRALOSA
XILITOL
MALTITOL
GLUCÓSIDOS DE ESTEVIOL
SORBITOL
ERITITROL

EDULCORANTES

Los edulcorantes son los sustitutos del azúcar más ampliamente utilizados. Además, cada vez nos encontramos con más tipos diferentes: sacarina, aspartamo, ciclamato, acesulfamo, sucralosa, xilitol, sorbitol, maltitol, eritritrol, glucósidos de esteviol... Pero ¿son saludables? ¿Es seguro su uso? Estas son dudas que nos asaltan frecuentemente mientras echamos la sacarina en el café, y que vamos a aclarar a continuación.

LA CARA A
DE LOS EDULCORANTES

Cuando sustituimos el azúcar por edulcorantes lo hacemos para disminuir las calorías o para intentar reducir el consumo de azúcar. La intención es buena siempre que forme parte de una estrategia para mejorar los hábitos de alimentación.

Por ejemplo, si empezamos a basar nuestra alimentación en comida real y evitamos los ultraprocesados, podemos utilizar edulcorantes al principio en lugar de azúcar para endulzar de forma puntual el café o el yogur. Después, iremos necesitando cada vez menos cantidad de edulcorante hasta poder llegar a prescindir de ellos por completo. En este caso, los edulcorantes serían un paso intermedio o puente.

LA CARA B
DE LOS EDULCORANTES

Sin embargo, también pueden ser un arma de doble filo. Si creemos que el azúcar es malo por definición, lo fácil es que pensemos que cualquier sustituto del azúcar es mejor. En consecuencia, empezamos a sustituir el azúcar por sacarina y a cambiar los productos azucarados por sus versiones sin azúcar añadido, pensando que son una opción más saludable:

- Galletas sin azúcar
- Magdalenas sin azúcar
- Bollos rellenos de chocolate sin azúcar
- Chocolatinas sin azúcar
- Yogures y postres lácteos sin azúcar
- Gelatinas sin azúcar
- Helados sin azúcar
- Batidos sin azúcar

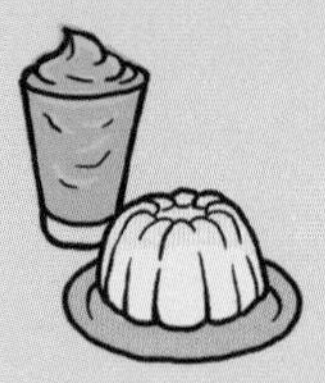

De hecho, todo este tipo de productos ultraprocesados sin azúcar han proliferado en el mercado durante los últimos años. Sin embargo, sustituir el azúcar de estos productos por edulcorante tiene más inconvenientes que ventajas:

1. Los productos sin azúcar se perciben como más saludables y se consumen con «más tranquilidad».

2. Aumenta mucho la ingesta total de edulcorantes a lo largo del día. Ya no se limita a un poco de sacarina en el café o en el yogur, sino que están presentes en casi todo lo que se come desde el desayuno hasta la cena.

3. El paladar se acostumbra a su dulzor artificialmente intenso y rechaza los sabores naturales de los alimentos.

En definitiva, no es buena idea cambiar los productos ultraprocesados por sus versiones sin azúcar, porque estos productos edulcorados no son mejores que los que contienen azúcar.

¿Son seguros los edulcorantes?

La realidad es que no hay estudios que demuestren que no sean seguros. ¿Esto que significa? Significa que con las dosis que habitualmente se consumen no se ha podido comprobar que produzcan toxicidad, que tengan un efecto cancerígeno ni que produzcan una enfermedad directa a corto plazo en humanos.

Pero, ¡ojo!, que sean seguros no significa que sean saludables ni inocuos. De hecho, lo que sí se ha podido comprobar en los estudios es que el consumo de edulcorantes se asocia con el desarrollo de enfermedades metabólicas como la diabetes y la obesidad.

También se ha observado que los edulcorantes producen alteraciones en nuestra flora intestinal (microbiota). Cada vez sabemos más sobre el importante papel que desempeña esta microbiota en nuestra salud. De hecho, es probable que su alteración influya en la ganancia de peso o en el desarrollo de diabetes.

¿Ayudan a adelgazar?

El hecho de que aporten pocas calorías no quiere decir que «no engorden». Es decir que, aunque los edulcorantes apenas aporten calorías, también pueden favorecer el aumento de peso. ¿Por qué? Pues porque como hemos visto en los apartados anteriores:

- **Alteran la flora intestinal** y pueden provocar problemas metabólicos y obesidad.
- **Somos más «permisivos»** y acabamos comiendo más cantidad de los productos que creemos que son más saludables o que tienen menos calorías.
- **Su dulzor artificialmente intenso nos mantiene enganchados** a productos procesados dulces y poco saludables.

Por eso no debemos dejarnos engañar por los productos *light* o bajos en calorías ya que en realidad no ayudan a adelgazar.

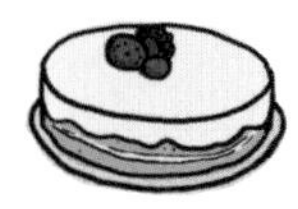

En resumen:

No pasa nada si de forma puntual usas edulcorantes para endulzar el café o el yogur en tu camino por mejorar tus hábitos de alimentación. Pero siempre teniendo en cuenta que:

- Aunque no se haya podido demostrar que no sean seguros, sí que se ha comprobado que no son inocuos: alteran nuestra flora intestinal y pueden favorecer la obesidad y enfermedades metabólicas como la diabetes.
- No son un buen sustituto del azúcar porque el objetivo no es sustituir el azúcar, sino depender cada vez menos del sabor dulce.
- Mi consejo es que tanto si es azúcar como miel, edulcorante o cualquier otro endulzante, cuanto menos consumas, mejor.

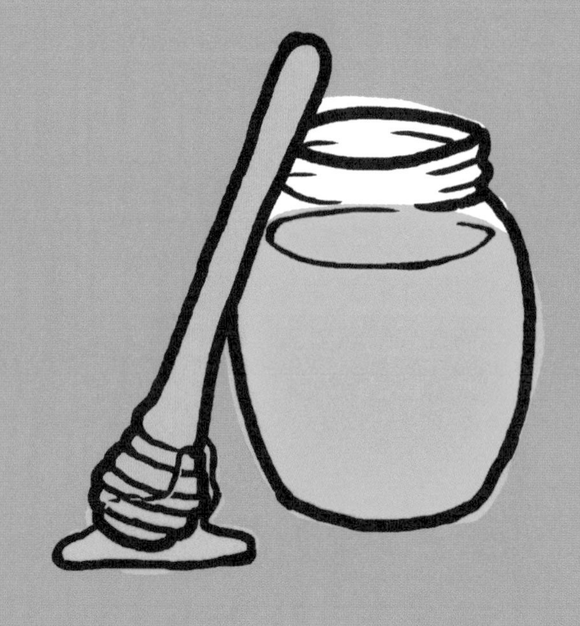

MIEL

Uno de los primeros consejos para empezar a mejorar nuestra alimentación y nuestra salud es evitar los azúcares refinados. Al pensar en azúcar refinado, solemos imaginarnos al azúcar blanco que añadimos al café, al yogur o al bizcocho casero. Y, a continuación, una de las primeras alternativas que se nos viene siempre a la cabeza para sustituir el azúcar es la miel. Esto se debe a que la miel suele considerarse un alimento más «natural», y además se le atribuyen muchas propiedades saludables. Pero ¿es mejor la miel que el azúcar?

Lo primero que tenemos que saber es que no todas las mieles son iguales. Lo que habitualmente encontramos como «miel» en el supermercado queda bastante lejos de ese concepto de «miel natural» que tenemos. De hecho, la miel industrial se somete a una serie de procesamientos que la convierten en un producto tan poco saludable como el azúcar blanco:

- **Para conseguir esa fluidez y transparencia** se somete a elevadas temperaturas y se filtra, por lo que pierde cualquier nutriente o propiedad interesante para la salud que pudiera tener la miel cruda original.
- **Para que se conserve mejor** y dure más, suele mezclarse con jarabes de azúcar que nada tienen que ver con la miel.

¿Y la miel cruda?

La miel cruda es esa miel que se obtiene de manera artesanal, que solo ha sido filtrada para quitar los restos de abejas y de panal (a veces ni eso), pero que no se ha calentado a altas temperaturas ni ha sido adulterada combinándose con jarabes de azúcar. Por lo tanto, es cierto que aporta una serie de propiedades, nutrientes y sustancias beneficiosas que el azúcar no tiene.

Sin embargo, que esta miel cruda tenga más propiedades que el azúcar, no significa que sea un superalimento ni que haya que consumirla habitualmente porque sea saludable. Simplemente es una alternativa menos mala.

Además, el hecho de que sea mejor que el azúcar refinado tampoco la convierte en un buen sustituto del azúcar. ¿Por qué?

1. Porque la miel sigue siendo casi en un cien por cien azúcar libre.
2. Y porque para mejorar nuestra alimentación y nuestra salud lo importante es reducir nuestra dependencia del sabor «dulce», no sustituir un endulzante por otro.

En resumen:

▶ La miel industrial del supermercado no tiene nada que ver con la miel cruda.

▶ Aunque la miel cruda tenga más nutrientes que el azúcar refinado, no es un superalimento ni su consumo habitual aporta beneficios extra para tu salud.

▶ El objetivo es depender cada vez menos de cualquier tipo de endulzante. Por este motivo:

a. Lo ideal es ir reduciéndolos o eliminarlos por completo de tu día a día.

b. Tanto si es azúcar como si es miel o cualquier otro sustituto cuanta menos consumas, mejor.

c. Y si ocasionalmente quieres endulzar algo de forma puntual (un yogur, un porridge de avena...), pues siempre será preferible una cucharadita de una buena miel cruda antes que de azúcar.

Comprar una miel industrial de supermercado no es una alternativa mejor al azúcar refinado.

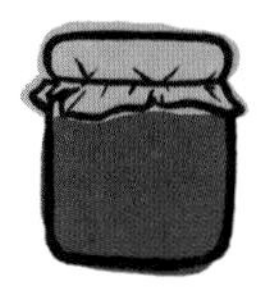

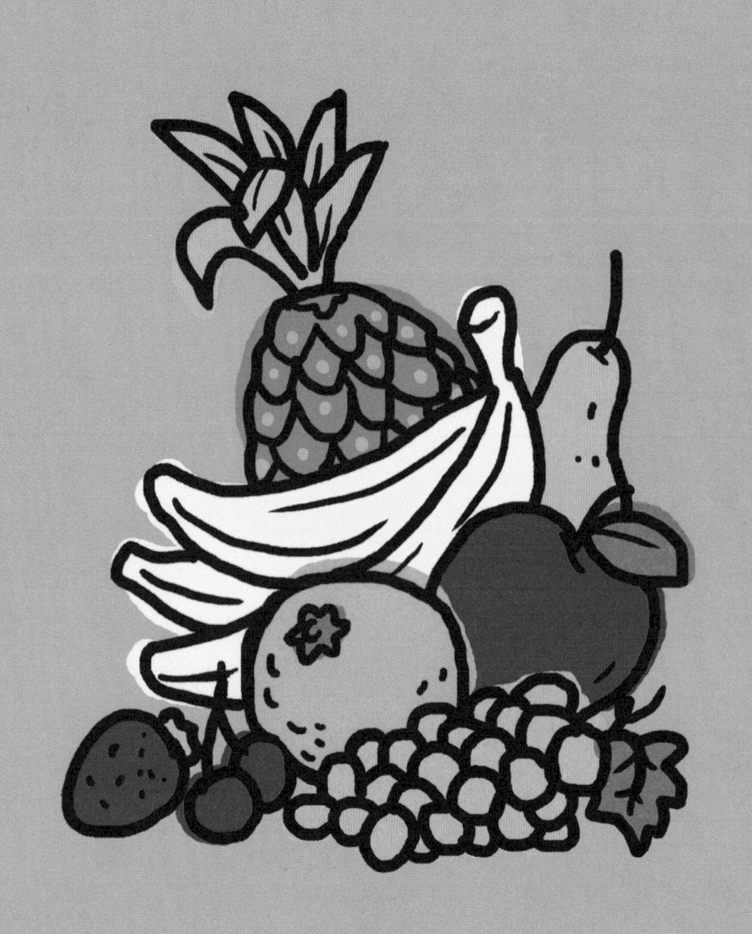

FRUTA

De la fruta hemos escuchado de todo. Desde que no debemos tomarla de postre porque engorda o «fermenta» hasta que son saludables las dietas «detox» exclusivamente a base de zumos de frutas. Al final el resultado es que no tenemos claro si la fruta es un alimento saludable, si debemos evitarla por su cantidad de azúcar o si todas las formas de consumirla son iguales.

Existen muchos mitos en torno a la fruta. Si nos dejamos llevar por ellos, podemos caer en el error de reducir innecesariamente su consumo. Por eso quiero que conozcas los beneficios de la fruta, para que entiendas por qué no le debes tener miedo:

- **La fruta es un alimento con múltiples beneficios para la salud** por su elevada densidad nutricional (muchas vitaminas, minerales, fibra, polifenoles, infinitos fitoquímicos...).
- **Como tiene una gran cantidad de agua**, contiene una baja densidad energética (pocas calorías).
- **La fruta no es mala por tener azúcar.** El azúcar en la fruta tiene un sentido, un comportamiento y efectos muy diferentes a los del azúcar libre o añadido, como ya hemos visto en el capítulo correspondiente.
- **Cuando comemos fruta no solo nos beneficiamos de sus propiedades saludables,** sino que además desplazamos otros productos menos saludables que ocuparían su lugar. Por ejemplo:

a. La fruta como postre sustituye otros alimentos menos saludables, como flanes, natillas, yogures azucarados, dulces, etcétera.

b. La fruta en el desayuno, a media mañana o en la merienda destierra galletas, barritas, bollería, yogures, batidos azucarados, etcétera.

¿Cuánta fruta se puede comer al día?

Puedes comer la fruta que quieras, siempre que se trate de fruta fresca y entera (no en forma de zumo, licuado, batido, etcétera). No cabe duda de que es un buen complemento de nuestra alimentación. Pero hay que tener en cuenta que es solo eso: un complemento. Por lo tanto, también es importante que no desplace ni sustituya a otros alimentos y comidas principales. Por ejemplo, no es buena idea cenar solo fruta como norma.

¿Cuándo es mejor comer la fruta?

La fruta se puede comer en cualquier momento del día. Cuando quieras, cuando te apetezca o cuando te venga mejor. No existe una hora o un momento del día en el que «la fruta engorde más» o «siente peor». Es un mito. Se puede tomar fruta de postre, entre horas o por la noche con total tranquilidad. Y siempre será mejor que cualquier otra alternativa menos saludable.

¿Cuál es la mejor forma de comer la fruta?

Aquí no hay lugar a dudas. La fruta fresca entera es siempre la mejor opción. En cuanto a otras formas de comer fruta:

1. ZUMOS INDUSTRIALES

Sin pestañear te digo que los zumos industriales es mejor evitarlos. De hecho, no difieren mucho de un refresco azucarado. Incluso aunque sean «sin azúcar añadido», esto tiene truco. En realidad se elaboran con «concentrados, puré o pasta de zumo de fruta», que no es más que el azúcar libre concentrado de la fruta, pero con otro nombre.

2. ZUMOS NATURALES

Los zumos naturales son mejores que los industriales, proporcionan más nutrientes y menos azúcar. Sin embargo, al quitarle la matriz al alimento nos quedamos solo con una parte de los nutrientes y de los beneficios que nos proporcionaría la fruta entera. Por otro lado, se libera el azúcar de la fruta, por lo que se absorbe de manera más fácil y rápida. Y, finalmente, también se pierde el efecto saciante de la fruta entera, incluso puede dar más hambre de forma reactiva al poco tiempo.

3. BATIDOS O SMOOTHIES

En los batidos o *smoothies* no se elimina esa fibra de la fruta. Sin embargo, al «saltarnos» la masticación, consumimos más cantidad de golpe y en menos tiempo, que si nos comiéramos las frutas enteras. En definitiva, no pasa nada por tomar un zumo natural o un *smoothie*, pero no debería ser la única forma de consumir fruta.

4. FRUTA SECA, DESECADA O DESHIDRATADA

La fruta desecada o deshidratada (pasas, dátiles, orejones, higos secos...), siempre que sean naturales y no lleven azúcar añadido, son un buen procesado. Podemos utilizarlas de diferentes formas:

- **Como snack** en almuerzos, meriendas o perientrenos.
- **Para endulzar** un yogur natural, sin necesidad de azúcar o edulcorantes.
- **Como complemento** en ensaladas.
- **Para matar la acidez** de las salsas caseras.
- **Para sustituir al azúcar,** miel o edulcorantes en recetas de repostería casera.

Es decir, las frutas secas pueden formar parte de una alimentación saludable, como un complemento o como sustitutas de azúcares refinados o edulcorantes. Pero no deberían ser la única manera de consumir la fruta.

¿Pueden tomar fruta las personas diabéticas?

No puedo quedarme sin aclarar otro mito muy extendido con relación al consumo de fruta por parte de las personas diabéticas. Por mucho que se haya castigado al pobre plátano, la realidad es que no se debería prohibir, limitar ni reducir el consumo de fruta fresca en personas con diabetes (ni siquiera el plátano o las uvas).

En los estudios se ha comprobado que el consumo de fruta en diabéticos ayuda al control de los niveles de azúcar en sangre y disminuye las complicaciones de esta, así como el riesgo cardiovascular y la mortalidad global.

Además, cuando se restringe la fruta, esta suele sustituirse por productos procesados como postres lácteos, galletas u otro tipo de bollería sin azúcar, que sí se relacionan con un peor control de la glucemia, del hambre y con alteraciones metabólicas.

¿Hay algún caso en el que se deba evitar o disminuir el consumo de fruta?

Todas estas consideraciones de las que he estado hablando se dirigen a la población general en condiciones normales. Pero hay circunstancias especiales como las siguientes:

- **Alergias** a las frutas o a alguno de sus componentes (como el LTP).
- **Intolerancias** (a la fructosa, a la histamina...).
- **Trastornos digestivos** y alteraciones de la flora intestinal (disbiosis, sobrecrecimiento bacteriano).

En estos casos, el consumo de fruta puede asociarse a molestias digestivas, hinchazón, gases, e incluso reacciones graves (como la anafilaxia en casos de alergias severas). Por lo que estos casos particulares deben ser estudiados y manejados por profesionales expertos en el tema para valorar adecuadamente el tipo y cantidad de fruta que se puede tomar.

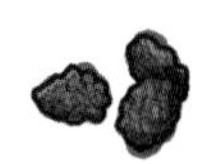

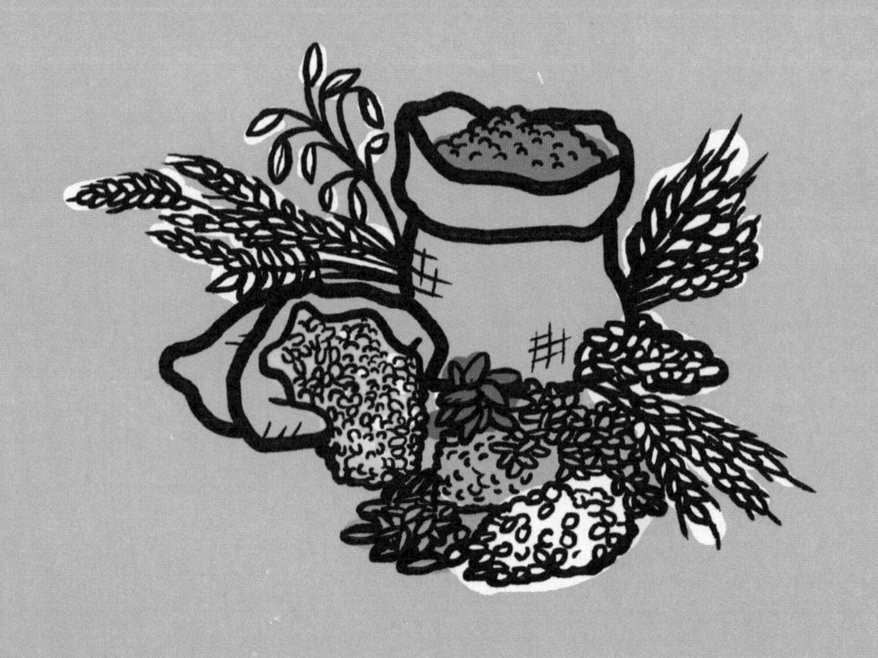

GLUTEN

El gluten es otro tema que está de moda. Solo hay que ver cómo la sección de productos «sin gluten» del supermercado crece día a día. Pero, por otro lado, hay quien advierte que una dieta sin gluten es perjudicial. Entonces ¿es malo el gluten? ¿Es más saludable comer sin gluten? ¿Puede ser peligroso no comer gluten? Como siempre, para responder a estas preguntas lo mejor es empezar por el principio.

¿Dónde está el gluten?

El gluten es un tipo de proteína que se encuentra en algunos cereales. Pero también contienen gluten las harinas procedentes de estos cereales y los productos elaborados con ellas.

LOS CEREALES QUE CONTIENEN GLUTEN SON LOS SIGUIENTES:

TRIGO	AVENA*
CEBADA	ESPELTA
CENTENO	KAMUT

*Si hay contaminación cruzada en la fábrica.

NO OLVIDEMOS QUE LA MAYORÍA DE LOS PRODUCTOS PROCESADOS ESTÁN ELABORADOS O LLEVAN HARINAS QUE CONTIENEN GLUTEN:

- Panes, pastas y masas de harina de trigo, centeno, espelta, etcétera.
- Cereales de desayuno, barritas, galletas, bollería, repostería...
- Tartas, dulces y postres
- Aperitivos y snacks
- Rebozados y precocinados
- Salsas
- Fiambres y embutidos

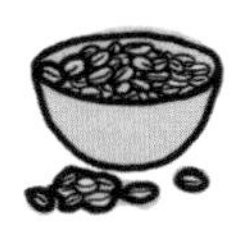

TAMBIÉN ES IMPORTANTE SABER QUE NO TODOS LOS CEREALES TIENEN GLUTEN. LOS CEREALES Y PSEUDOCEREALES QUE NO TIENEN SON LOS SIGUIENTES:

MAÍZ	TRIGO SARRACENO = ALFORFÓN
MIJO	
SORGO	TEFF
QUINOA	AMARANTO

¿Cuándo hay que evitar el gluten?

Las personas celíacas padecen una enfermedad llamada celiaquía. Cuando estas personas consumen algo con gluten, sus defensas atacan y dañan las células de su intestino. Esto da lugar a serios problemas digestivos y hace que no puedan absorber bien los nutrientes de los alimentos. Para diagnosticar esta enfermedad se necesitan unos análisis de sangre especiales y a veces es necesaria una biopsia del intestino para poder confirmarla.

Debido a la gravedad de esta enfermedad, las personas celíacas están obligadas a llevar una dieta exenta de gluten.

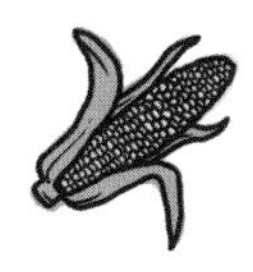

¿Hay que evitar el gluten si no tienes celiaquía?

Hay personas que, sin estar diagnosticadas de celiaquía, presentan una serie de molestias y síntomas digestivos, cutáneos, articulares, musculares, etcétera, que mejoran al seguir una dieta sin gluten. Es lo que se conoce como «sensibilidad no celíaca al gluten (o a las proteínas del trigo)». También las personas diagnosticadas con síndrome de intestino irritable suelen mejorar los síntomas con una dieta sin gluten.

Sin embargo, no está claro que la disminución de los síntomas en estos casos se deba solo a la eliminación del gluten y del trigo. Es muy probable que el verdadero responsable de la mejoría sea el cambio de estilo de alimentación que llevan a cabo. Sobre todo la eliminación de productos ultraprocesados, azúcares y harinas refinadas.

¿Es malo el gluten?

Al parecer los estudios indican cada vez más que el gluten tampoco es inocuo. Veamos por qué. Una de las funciones de nuestro intestino es actuar de «barrera aislante». Es decir, impide el paso de sustancias y moléculas extrañas. Cuando esta función de barrera se altera y se «cuelan» a través del intestino esas moléculas extrañas que no deberían pasar a nuestro interior, se dice que está alterada la permeabilidad intestinal. Pues bien, algunos investigadores han observado que el gluten puede alterar esta permeabilidad intestinal y también nuestra flora intestinal (microbiota).

Por otro lado, también hay estudios que relacionan el gluten con otras enfermedades reumatológicas o de base autoinmune (como la enfermedad de Crohn, la colitis ulcerosa, la artritis reumatoide, la espondilitis anquilosante, el lupus, la psoriasis...). Es probable que en estos casos el desarrollo de la enfermedad y la aparición de los brotes se vea favorecida por el aumento de la permeabilidad intestinal y/o por la alteración de la microbiota.

¿Todo lo que es «sin gluten» es siempre mejor?

Igual que pasa con los productos sin azúcar, debido a la mala reputación del gluten, están proliferando en el mercado todo tipo de productos sin gluten:

- Panes, pastas y masas sin gluten
- Cereales de desayuno, barritas, galletas, bollería y repostería sin gluten
- Tartas, dulces y postres sin gluten
- Aperitivos y snacks sin gluten
- Rebozados y precocinados sin gluten
- Salsas sin gluten
- Fiambres y embutidos sin gluten

Pero todos estos productos ultraprocesados sin gluten son igual de perjudiciales que sus versiones con gluten. Incluso pueden ser peores si, pensando que son más saludables, los consumimos con más tranquilidad. Además, todos estos productos son completamente prescindibles en una dieta sin gluten y la encarecen de manera innecesaria.

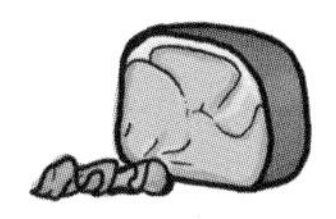

¿Es saludable comer sin gluten?

Sí. Llevar una dieta sin gluten puede ser saludable. El gluten no es necesario, esencial ni imprescindible para nuestra alimentación. No se producen déficits por no comer gluten. Llevar una dieta sin gluten no es peligroso ni perjudicial. Es sana siempre que se base en alimentos reales y no en productos ultraprocesados sin gluten. De hecho, en una alimentación con alimentos reales apenas se consume gluten, porque resulta que donde más lo encontramos es en los productos ultraprocesados.

Una vez que hemos resuelto el tema del gluten, quiero avanzar un poco más. Ya hemos comentado que muchos de los síntomas que padecen las personas con intolerancia al gluten no celíaca podrían estar más relacionados con el uso (y abuso) de harinas que con el propio gluten en sí. Vamos a verlo con más detalle en el siguiente capítulo.

Comer sin gluten, llevar un estilo de alimentación basado en comida real y evitar los ultraprocesados es más saludable que seguir el patrón de alimentación occidental.

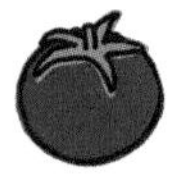

En resumen:

▶ Si padeces celiaquía, el gluten ni olerlo.

▶ Si no tienes esta enfermedad, pero sufres alguna enfermedad reumatológica o autoinmune, una dieta sin gluten puede:

- **a.** Ayudar a que el tratamiento que lleves sea más eficaz.
- **b.** Mejorar los síntomas.
- **c.** Disminuir la frecuencia e intensidad de los brotes.

▶ En el caso de problemas digestivos, una dieta sin gluten también puede contribuir al control de los síntomas.

▶ En cualquier caso, es fundamental que la dieta sin gluten se base en alimentos reales y no en productos ultraprocesados sin gluten. Si no sabes ni por dónde empezar, en el último capítulo te dejo una guía para que puedas adaptar fácilmente tu alimentación a una dieta sin gluten de forma saludable.

▶ Y si no tienes ningún problema, pero quieres evitar el gluten o llevar una alimentación más saludable:

- **a.** Recuerda que un producto no es más saludable solo por no tener gluten.
- **b.** Prioriza una alimentación basada en alimentos reales, pues está prácticamente exenta de gluten.

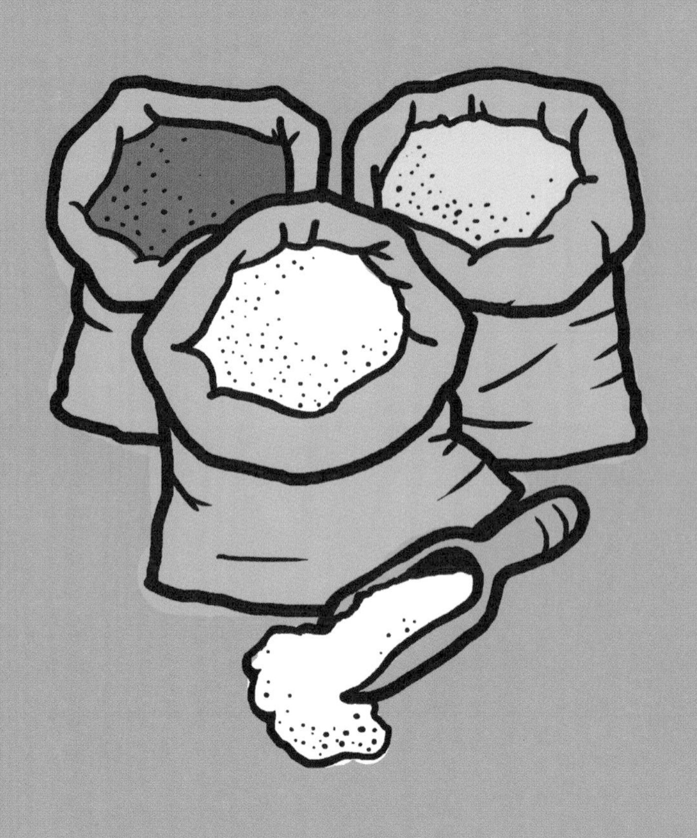

CAPÍTULO

12

HARINAS

Las harinas han pasado tanto tiempo dibujadas en la base de la pirámide alimentaria que hemos acabado creyendo que ese es su lugar. Pan, pasta, cereales, galletas... Todos estos productos elaborados con harina constituyen una parte importante de la alimentación de muchas personas. En algunos casos, incluso imprescindible. Pero ¿es saludable que la base de la dieta sean las harinas? La respuesta rápida es no. Repito, no es saludable que las harinas constituyan la base de la alimentación. Además, tampoco es un alimento necesario ni imprescindible. No aportan nada esencial que no se encuentre en otros alimentos.

Harinas «versus» cereales

No confundas los cereales con las harinas. El consumo de cereales en grano, sobre todo integrales, se asocia en algunos estudios con beneficios para la salud. Por eso, durante mucho tiempo se ha aconsejado su ingesta. Sin embargo, es un error confundir los cereales en grano con las harinas de cereales, porque sus efectos sobre la salud son completamente diferentes.

Los cereales son los granos enteros de arroz, de avena, de maíz, de centeno, de cebada, de espelta, de trigo, etcétera. Para poder ser consumidos, estos granos requieren una serie de procesos previos como remojo y cocción prolongada.

Las harinas, por el contrario, se obtienen al procesar estos granos de cereales crudos. Primero se muelen finamente y después se refinan, eliminándose diferentes componentes del grano. Como vamos a ver a continuación, este procesamiento es uno de los factores que más influye en los efectos negativos de las harinas.

1. CONSECUENCIAS DE LA MOLIENDA

Al moler los cereales se rompe la estructura celular del grano, se pierde la matriz y se libera el almidón (que es la fuente de hidratos de carbono del cereal). La consecuencia es que este almidón llega al intestino de una forma mucho más disponible y accesible, y por lo tanto:

- **Se digiere y se absorbe a una velocidad mucho mayor que en el grano original.**
Esto produce una rápida subida de glucosa en sangre y un aumento de insulina similar al que produce el azúcar.

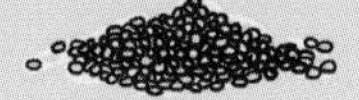

- **Las bacterias del intestino pueden utilizarlo como una fuente de alimento fácil.**
Esto favorece que las bacterias crezcan más de la cuenta (sobrecrecimiento bacteriano) y, además, estimula el crecimiento de cepas de bacterias poco beneficiosas y proinflamatorias (disbiosis).

2. CONSECUENCIAS DEL REFINADO

Durante el refinado se eliminan diferentes componentes del grano, como las cubiertas (el salvado) y el germen. En estos componentes que se eliminan (el salvado y el germen) es donde se encuentran la mayoría de los nutrientes interesantes de los cereales. Por lo que con el refinado se pierden las propiedades beneficiosas que pudieran tener para la salud. Además, cuanto más refinada esté una harina, más accesible será el almidón, y peores las consecuencias que veíamos en el apartado anterior.

¿Se utilizan correctamente las harinas?

El remojo previo y la cocción prolongada para cocinar cereales de grano entero o la fermentación larga para la elaboración del pan tradicional son procedimientos que consiguen:

- Que nuestro intestino pueda tolerar y digerir estos cereales.
- Disminuir antinutrientes que bloquean la absorción de otros nutrientes (como los fitatos).
- Reducir compuestos con efectos inflamatorios o que alteran la barrera intestinal (como el gluten o las lectinas).
- Eliminar en parte algunos elementos perjudiciales para la salud (como el arsénico del arroz).

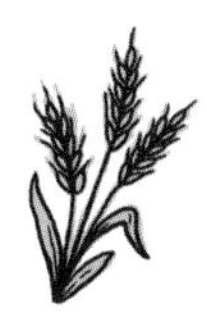

Sin embargo, con las harinas nos saltamos todos estos procedimientos. Ni se remojan antes de su uso, ni se cocinan de manera prolongada durante horas, ni se respetan los largos tiempos de fermentación tradicional.

Por otro lado, muchos de los productos elaborados con harinas se someten a altas temperaturas de horneado, o se tuestan para que se doren y se obtengan aromas y texturas crujientes. El problema es que al mismo tiempo se forman compuestos perjudiciales (como la acrilamida). Cuanto más dorado u «oscuro» se ponga, mayor cantidad de estos compuestos se forman.

¿Son mejores las harinas integrales?

Las harinas cien por cien integrales conservan el salvado y el germen, por lo que al menos contienen más nutrientes que las harinas blancas refinadas. Sin embargo, las consecuencias negativas que se producen por la liberación del almidón (como hemos visto más arriba) siguen estando presentes, al romperse la estructura celular y perderse la matriz por la molienda del grano.

La «dieta basada en harinas»

Con lo visto hasta ahora podemos concluir que las harinas no son un alimento interesante. Son nutricionalmente pobres y, además, pueden tener efectos negativos para la salud. Pero, si además evaluamos las características de su patrón de consumo habitual, entonces terminaremos de entender por qué no son saludables.

Las harinas se consumen sobre todo en forma de pan, pasta, masas, galletas, cereales industriales, bollería, repostería, rebozados y salsas. Piensa en cómo sería tu alimentación si eliminaras todos estos productos. ¿Te cuesta imaginártelo? Si crees que tu alimentación no tendría sentido sin ellos, que sería aburrida, poco variada y que no sabrías qué comer... Entonces es que llevas una dieta basada en harinas. ¿Qué significa esto?

- **Que tu dieta se basa en productos de escaso valor nutricional y poco saludables.**
- **Que estos productos nutricionalmente vacíos desplazan a otros alimentos nutritivos, interesantes y necesarios:**

a. Por ejemplo, que unas galletas sustituyan a un buen desayuno completo.

b. Que unos macarrones con tomate sustituyan a un plato de comida saludable.

c. Que un sándwich, un bocadillo o «pan con algo» sustituyan a una cena completa.

d. Que estás añadiendo calorías vacías y empeorando la calidad de los alimentos cuando las utilizas para rebozar y freír o para elaborar y espesar salsas.

Además, todos estos productos elaborados con harinas tienen una elevada densidad energética (una pequeña cantidad aporta bastantes calorías), son poco saciantes y generan cierta conducta adictiva.

¿Crees que no puedes vivir sin pan? ¿No quieres ni oír hablar de dejar la pasta? ¿Solo te gusta el pescado rebozado? ¿Cuando empiezas a comerlos te cuesta saber cuándo parar? ¿Te apetecen a cualquier hora, incluso sin hambre? Pues ahí lo tienes... La consecuencia final es que es difícil controlar su ingesta y muy fácil consumir gran cantidad de calorías con estos productos de forma tonta, rápida y sin darse cuenta.

Espera, pero entonces si el pan está elaborado con harina, ¿significa eso que tengo que decirle adiós al pan para siempre? Si esta pregunta ha asaltado tu mente, lo que vas a leer en el siguiente capítulo te interesa especialmente.

En resumen:

▶ Las harinas no son cereales, son harinas. Ni tienen las mismas propiedades ni sus efectos sobre la salud son los mismos que los de los granos.

▶ Con el procesamiento de los granos de cereal para obtener harina se pierden nutrientes y se libera el almidón aumentando su disponibilidad. Esto produce un incremento rápido del azúcar en sangre y altera la flora intestinal.

▶ Los procedimientos de remojo, cocción prolongada y larga fermentación que hacen que los cereales se toleren mejor, y sean menos problemáticos, no se utilizan habitualmente con las harinas.

▶ Por todo ello, las harinas no son un alimento saludable, ni mucho menos imprescindible.

▶ Todo esto adquiere especial importancia cuando el patrón de consumo es el de una «dieta basada en harinas». Sin embargo, tiene poca relevancia cuando se sigue un patrón de alimentación saludable, donde las harinas no son un elemento protagonista.

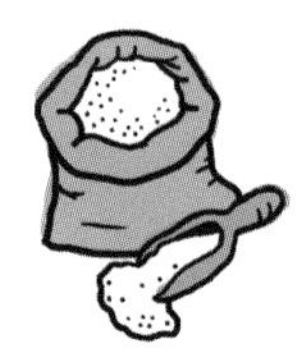

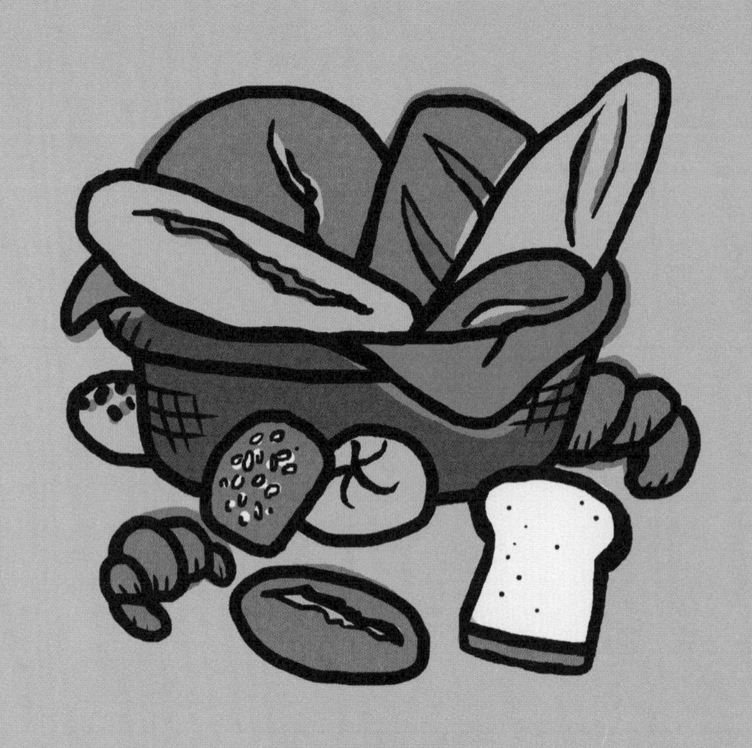

CAPÍTULO

13

PAN

Es sacar el tema del pan y todo el mundo presta atención. De hecho, cuando toca hablar del pan, nos solemos poner un poco nerviosos y hasta tensos. Preferimos que nos quiten cualquier cosa antes de que nos toquen el pan, ya que muchas veces tenemos la sensación de que no podríamos vivir sin él. En el fondo queremos y esperamos que alguien nos diga que el pan es bueno y que podemos seguir comiéndolo tranquilamente. O que al menos nos digan cuál es el menos malo y cuánto se recomienda comer al día.

Sin embargo, antes de saber qué tipo de pan elegir o cuánto se puede comer al día, es más importante aprender cómo consumirlo de la forma más adecuada y saludable posible. Y esto podríamos resumirlo en tres puntos clave:

QUE LA FUNCIÓN DEL PAN NO SEA «COMPLETAR» LA COMIDA, DEJAR DE NECESITARLO Y PASAR A DISFRUTARLO, Y CUANTO MENOS, MEJOR

1. Que la función del pan no sea «completar» la comida

Es decir, que el pan no sea un componente principal, básico, ni protagonista de una comida, ni desplace a otros alimentos. Dicho de otra manera, que la comida siga teniendo sentido, sea suficiente y completa, aunque quitemos el pan. Y ¿cómo podemos saber qué función tiene el pan en nuestras comidas? Haciéndonos los siguientes planteamientos:

Si al quitar el pan del desayuno, este deja de tener sentido, es que el pan es el protagonista y no un complemento. Por ejemplo, si el desayuno es solo pan con mantequilla y al quitarlo solo te queda comerte la mantequilla a cucharadas, entonces el pan es el único protagonista.
Sin embargo, si el desayuno es una tostada con tomate, aguacate y huevo; aunque quitemos el pan, nos queda el tomate, el aguacate y el huevo, y estos ingredientes pueden seguir siendo un desayuno perfecto por sí solos.

Si al quitar el pan de la comida, te quedas con hambre o no te parece suficiente, es que esa comida es insuficiente. En este caso el pan está desplazando a otros alimentos que deberían formar parte del plato. Por ejemplo, si la comida es pechuga de pollo con pan y al quitarlo te parece que la pechuga sola no es suficiente o te quedas con hambre, es que esa comida es insuficiente. Sin embargo, si además del pollo tienes una ensalada, una buena guarnición de verduras y unas patatas asadas, la comida sacia lo suficiente como para no necesitar el pan.

- **Si al quitar el pan de la cena,** esta queda «incompleta», es que es incompleta. En este caso el pan da una falsa sensación de completitud y lo cierto es que esa cena no es completa. Por ejemplo, si la cena es pan con queso o embutido y al quitar el pan, la cena se queda incompleta, es que es incompleta. Sin embargo, si la cena es un revuelto de verduras con huevo y queso, este es un plato completo, aunque no se acompañe de pan.

2. Dejar de necesitarlo y pasar a disfrutarlo

Eliminar la sensación de «no poder vivir sin pan» es la clave para empezar a consumirlo con un patrón más adecuado y saludable. Por lo tanto, lo primero es conseguir que el pan sea innecesario y prescindible en nuestro día a día. Para esto necesitamos:

- **Aumentar el repertorio de desayunos y hacerlos más completos,** de manera que el pan deje de ser un elemento básico e imprescindible del mismo.
- **Preparar comidas y cenas que sean suficientes y saciantes por sí mismas.** Esto se consigue componiendo un plato completo que combine una buena cantidad de verduras con proteínas de calidad (legumbres, carne, pescado, marisco, huevos...) y alimentos no procesados ricos en hidratos de carbono (legumbres, arroz, patata, boniato...). De esta forma, es la comida la que alimenta y quita el hambre, y no el pan.
- **Tener ideas y alternativas para almuerzos y meriendas** que no requieran el pan como base. Por ejemplo, fruta y frutos secos.
- **Y si necesitas el pan para empujar...** ¡puedes usar el cuchillo!

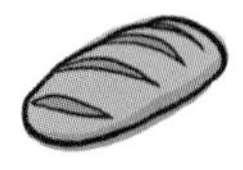

Otro obstáculo que hace difícil poder prescindir del pan es que nos gusta ¡y mucho! Aún no conozco a nadie a quien no le guste, y eso que es raro encontrar algo que le guste a todo el mundo... La combinación y el procesamiento de los ingredientes para su elaboración consiguen un sabor y textura que son inigualables e irresistibles. Por eso es casi imposible comer pan «con moderación». ¿Qué podemos hacer al respecto?

ELIMINARLO COMO HÁBITO O RUTINA DIARIA:

- **No comprar pan a diario por inercia.**
- **No poner automáticamente el pan en la mesa.**
- **Tener recursos para conseguir que sea innecesario y prescindible,** como veíamos más arriba.

VERLO COMO ALGO EXTRAORDINARIO, UN CAPRICHO O EXQUISITEZ QUE ELEGIMOS COMER PARA DISFRUTAR DE ÉL:

- Decidir en qué momentos no queremos prescindir de ese capricho. Por ejemplo, en el desayuno de los domingos.
- Elegir un buen pan que realmente merezca la pena (como un pan de pueblo artesanal recién horneado...).
- Pasar del mendrugo de pan del día anterior que ponen en el bar con el menú del día, porque no es un pan que merezca la pena.

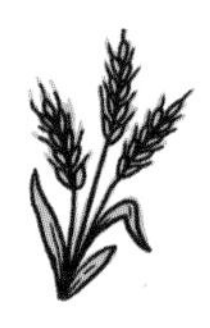

3. Cuanto menos, mejor

En cualquier caso, cuanto menos pan se coma, mejor. Y si puedes prescindir de él completamente, mejor aún. ¿Por qué?

- **Porque al ser un producto bastante pobre nutricionalmente,** aporta poco valor a nuestra dieta.
- **Porque sustituye y desplaza a otros alimentos** que sí tienen un papel importante en nuestra alimentación y en nuestra salud.
- **Porque cuanto más se prescinde del pan,** menos necesario se hace, y más fácil es poder vivir sin él.

Sin olvidar que hay personas intolerantes a alguno de sus componentes, y personas especialmente susceptibles que si toman pan (entre otros productos), este puede favorecer la aparición o empeoramiento de síntomas digestivos y el desarrollo de problemas de salud relacionados con la alteración de la microbiota, la permeabilidad intestinal y la inflamación crónica.

En estos casos debe evitarse el pan (además de otras cosas), y ser estudiados y manejados por profesionales expertos en el tema que les ayuden y orienten su alimentación.

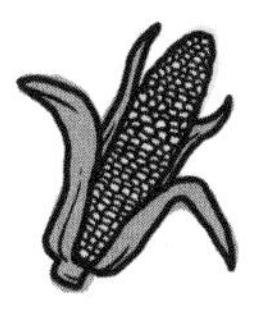

En resumen:

El pan puede parecer una forma fácil, cómoda y rápida de solucionar una comida. Sin embargo, se trata de un producto bastante pobre en nutrientes que solo produce la falsa sensación de completar esas comidas.

- ▶ Aumentando el repertorio de ideas para desayunos, almuerzos y meriendas, y combinando una buena cantidad de alimentos reales en tus comidas y cenas, el pan deja de ser un elemento imprescindible en el día a día.
- ▶ Si el tamaño del plato de comida principal es suficiente y su composición es adecuada, el pan se hace innecesario.
- ▶ Ser capaz de prescindir del pan a diario te da la libertad de poder elegir cuándo y cómo quieres disfrutarlo de verdad.
- ▶ Y, como todo producto que aporta poco valor a nuestra alimentación, cuanta menos cantidad se coma, mejor.

¿Cómo elegir un buen pan?

En el caso de querer tomar algo de pan de forma ocasional, te voy a enseñar cuál sería el más recomendable, cómo buscarlo y elegirlo.

Hoy en día, el 90 por ciento de los panes que encontramos son ultraprocesados. Es decir, son más bien un producto industrial de repostería salado o, como a mí me gusta llamarlo, un «bollo salado». Con esto me refiero a que ni los ingredientes ni el proceso de elaboración de estos panes tienen nada que ver con el tradicional:

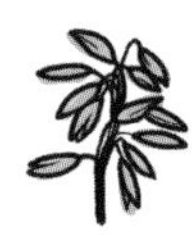

- Empezando por las variedades de trigo moderno utilizadas. Entre otras cosas, estas variedades de trigo están seleccionadas para ser más resistentes a plagas y contienen mayor cantidad de gluten para facilitar y mejorar el resultado del pan. Pero, a la vez, estamos menos adaptados a ellas y van a resultar más problemáticas para nuestra salud.
- Por otro lado, la mayoría de los panes están elaborados con harinas refinadas en lugar de llevar granos enteros o harinas integrales.
- Además, se suelen utilizar levaduras químicas en lugar de levaduras «vivas» o masa madre. Esta levadura química hace que la masa del pan suba, pero no se fermenta. Esto es un problema, pues sabemos que el proceso de fermentación es importante porque ayuda a digerir, degradar y disminuir algunos de los componentes más problemáticos de las harinas. Sobre todo cuanto más largo sea este proceso (larga fermentación).
- Finalmente, los panes industriales llevan un sinfín de ingredientes innecesarios que contribuyen a hacerlo todavía más perjudicial: azúcar, grasas refinadas, mejorantes panarios y otros aditivos.

ADEMÁS, DERIVADO DE TODO ESTO, SE PRODUCEN OTRAS DIFERENCIAS CON RESPECTO AL PAN TRADICIONAL:

- **Son panes menos densos y consistentes.** Sacian menos.
- **Son más dulces.** Carecen del punto ácido característico que aporta la fermentación a los panes tradicionales.
- **Son más adictivos.** Nos generan una mayor dependencia del pan, y más dificultad para moderar y controlar su consumo.

¿Cómo elegir un pan decente en el supermercado?

Partimos de la base de que el pan, del tipo que sea, cuanto menos, mejor. Pero si quieres consumir algo de pan de forma ocasional, vamos a ver cuál es la mejor forma de elegirlo.

EMPECEMOS POR LOS PANES QUE PODEMOS ENCONTRAR EN UN SUPERMERCADO. ESTOS PANES SUELEN VENIR ENVASADOS O SER «PANES CON ETIQUETA». PUES BIEN:

1. Lo primero, como siempre, es buscar la lista de ingredientes.
2. Mejor cuanto menor sea el número de ingredientes que lleve. Lo ideal es que solo lleve el grano integral, levadura o masa madre, agua y sal. También puede llevar semillas.
3. Que preferiblemente esté elaborado con grano entero triturado en lugar de harina.
4. Que los granos sean de cereales menos problemáticos que el trigo moderno como, por ejemplo, el centeno, la espelta o el kamut.
5. Evitar aquellos que lleven azúcar añadido, harinas que no sean integrales, aceites o grasas refinadas, mejorantes panarios u otros aditivos.

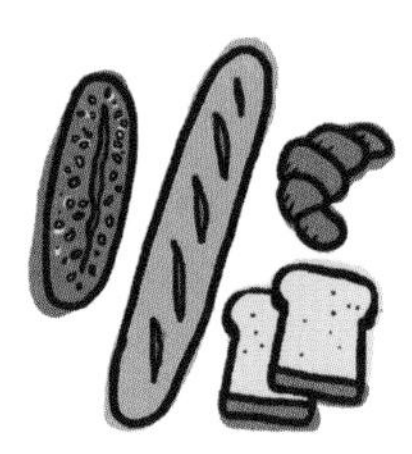

¿Cómo elegir un pan fuera del supermercado?

Es decir, los de panadería clásica. Aquí no vamos a poder mirar su etiqueta, así que la forma de conocer los ingredientes y cómo se ha elaborado ese pan es preguntando con confianza en tu panadería.

1	2	3
Lo ideal es que los únicos ingredientes con los que esté elaborado sean: harina integral, levadura o masa madre, agua y sal. También puede llevar semillas.	Siempre es preferible elegir panes elaborados con harinas de cereales menos problemáticos que el trigo moderno como el centeno, la espelta o el kamut.	Y una de las cosas más importantes es preguntar por el tiempo de fermentación de la masa. Son preferibles los panes que han tenido tiempos largos de fermentación*.

*Más de cuarenta y ocho horas.

En resumen:

- El objetivo no debe ser solo buscar alternativas mejores al pan ultraprocesado, sino aprender a consumirlo de forma adecuada.
- El pan no es un alimento muy nutritivo, necesario ni saludable.
- No debe ser el protagonista de tus comidas, ni completarlas ni desplazar o sustituir a otros alimentos más importantes.
- No debería ser un producto imprescindible en tu vida.
- Pero si lo quieres consumir de forma ocasional, asegúrate de escoger un buen pan de calidad, que merezca la pena, y disfrútalo.

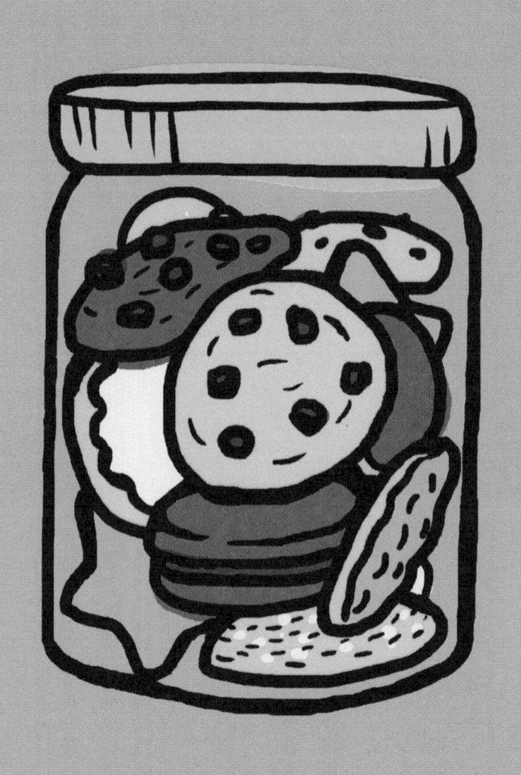

GALLETAS

No sé qué tienen las galletas que nos enganchan tanto... Será su sabor, su textura crujiente, cómo se nos deshacen en la boca o al mojarlas en la leche... Sea lo que sea, y aunque sabemos que son productos ultraprocesados poco saludables, no cesamos en nuestro empeño de buscar alguna galleta que sea menos mala. De hecho, no dejan de salir «galletas saludables» que sustituyen o eliminan los ingredientes perjudiciales, como el azúcar, las harinas refinadas o el aceite de palma. Pero, como iremos viendo a continuación, los ingredientes no son el único problema de las galletas.

¿Por qué las galletas no son saludables?

Aunque ya hemos dicho que los ingredientes de las galletas no son su único problema, sí representan parte del mismo. Vamos a ir analizándolos:

1. HARINAS

El 90 por ciento de las galletas están elaboradas o contienen mayoritariamente harina refinada de trigo. Sabemos que este ingrediente es por sí mismo poco saludable, entre otras cosas porque:

- **Es un ingrediente de escaso valor nutricional** (calorías vacías) al haber sido eliminado el germen y el salvado del grano durante el refinamiento.
- **Tiene un efecto digestivo, metabólico y hormonal similar al azúcar** por su elevado procesamiento.
- **Se utilizan variedades de trigo moderno,** seleccionadas para ser más resistentes y más rentables, y que además tienen un alto contenido de gluten.

Pero ¿quiere esto decir que si en lugar de harina de trigo moderno refinado utilizo harina de centeno o de espelta ancestral milenaria cien por cien integral, ya está solucionado el problema? La respuesta es no.

Para empezar, sean lo milenarias que sean, no dejan de ser harinas con sus efectos negativos para la salud. Y, como veremos más adelante, los ingredientes no son lo único que convierten a una galleta en poco saludable.

2. AZÚCAR

La gran mayoría de las galletas llevan azúcar. Pero como ya casi todos sabemos que «el azúcar no es bueno», entonces se comercializan las galletas sin azúcar o 0 % azúcar añadido.

La mayoría de estas galletas sin azúcar llevan edulcorantes artificiales. Pero como cada vez tenemos más claro que los edulcorantes tampoco son saludables, entonces ¡aparecen las galletas sin azúcar y sin edulcorantes! ¿Dónde está el truco? El truco está en que para endulzar estas galletas se utilizan «fibras vegetales». ¿Y qué son estas fibras vegetales? Pues, básicamente, son pequeñas moléculas de hidratos de carbono (no tan pequeñas como los azúcares ni tan grandes como los almidones) que se extraen de algunas frutas, tubérculos o raíces. Se consideran fibra porque nuestro aparato digestivo no puede digerirlas, pero, además, tienen un sabor dulce y por eso se utilizan como endulzantes. A veces también puedes encontrarlas con el nombre de fructooligosacáridos o inulina.

¿Significa esto que si unas galletas en lugar de estar endulzadas con azúcar o edulcorantes están endulzadas con estas «fibras vegetales» son más saludables? La respuesta vuelve a ser no. Da igual lo que se utilice para aportar dulzor a un producto industrial. Ya sea azúcar, miel, agave, edulcorantes, stevia o lúcuma del Machu Picchu... al final el efecto es el mismo. Todos contribuyen a que el producto sea hiperpalatable y hacen que nuestro paladar y nuestro cerebro sigan acostumbrados a niveles de dulzor elevados. Es decir, nos mantienen enganchados a «lo dulce».

3. ACEITES REFINADOS

La mayoría de las galletas están elaboradas con aceites vegetales refinados: aceite de palma, de soja, de colza, de girasol o de oliva no virgen... Y sabemos que estos aceites refinados y sometidos a altas temperaturas son ingredientes poco saludables, proinflamatorios y con efectos negativos directos para nuestra salud.

Y ¿qué pasa si sacan unas galletas elaboradas con aceite de oliva virgen extra? Tampoco serían saludables.

¿Por qué no podemos comprar una galleta saludable?

Imaginemos ahora una galleta elaborada con harina de cereal ancestral cien por cien integral, sin gluten, ecológica, endulzada con fibras vegetales (sin azúcar ni edulcorantes) y con aceite de oliva virgen extra, sin conservantes, colorantes ni aditivos artificiales. ¿Sería la galleta perfecta? ¿Podríamos meterla en nuestro carrito de la compra todas las semanas con total tranquilidad? ¿Sería una opción saludable para desayunar cada mañana o merendar mojándola en nuestro café con leche? Te dejo un momento para la reflexión... ¿Ya has meditado tu respuesta?

PUES VEAMOS ENTONCES QUÉ OTROS FACTORES, ADEMÁS DE LOS INGREDIENTES, HACEN QUE ESA GALLETA TAMPOCO SEA UNA OPCIÓN SALUDABLE:

- **Las galletas,** independientemente del tipo de harina, aceite o endulzante que se utilice para su fabricación, siguen siendo un producto con poco valor nutricional, alto en calorías y bajo en nutrientes.
- **Son un producto que se come, digiere y absorbe muy rápido.** Por lo tanto, producen poca saciedad a corto plazo y el hambre regresa en poco tiempo.
- **Sus características organolépticas** (sabor, textura...) hacen de ellas un producto «que engancha» y que, si lo tenemos disponible, lo vamos a preferir antes que otra cosa más saludable. Por lo tanto, desplazan otros alimentos más interesantes.
- **Si podemos comprarlas en cualquier supermercado,** esa accesibilidad y disponibilidad facilitan su consumo (solo tienes que comprar y tenerlas en la despensa disponibles para consumir).

Por lo tanto, no son solo los ingredientes los que hacen que una galleta no sea saludable. Mientras continúe siendo un producto fácil de conseguir, rápido de comer, poco saciante y potencialmente adictivo... seguirán representando un problema.

Las galletas saludables

¿Quieres una galleta saludable? Mi recomendación es que la hagas en casa. Con cereales enteros o triturados (en lugar de harinas), con frutas o frutas secas (sin azúcar, ni edulcorantes, ni siropes, ni maltodextrinas, ni fibras vegetales), con frutos secos, con semillas... ¿Por qué es más saludable? ¡Muy sencillo!

- **Para empezar,** porque los ingredientes serán menos problemáticos y más nutritivos que los de una galleta industrial. Pero no solo por eso.

- **Porque el hecho de tener que elaborarlas,** hace que no sean tan accesibles. No puedes comprarlas en cualquier lugar, ni tenerlas disponibles para comerlas siempre que te apetezca. El acceder a ellas requiere un esfuerzo; primero hay que hacerlas.

- **Se comen más despacio.** Se digieren y absorben más lentamente. Por eso también son más saciantes.

- **Son menos dulces.** Esto ayuda a ir adaptando nuestro paladar y nuestro cerebro a umbrales de dulzor cada vez menores para ir desenganchándonos de «lo dulce».

- **No están tan buenas.** Es una realidad. Ni son tan crujientes ni van a alcanzar el sabor de las galletas industriales. Por eso no «enganchan» tanto. Pero están lo suficientemente buenas como para disfrutar de un capricho saludable, sobre todo cuando nuestro paladar deja de estar saboteado por los sabores excesivamente dulces e intensos de los ultraprocesados industriales.

- **Y aunque puedan tener las mismas calorías,** ya sabemos que eso no es lo más importante.

Bueno, espero que te haya quedado más o menos claro por qué ninguna galleta que podamos comprar fácilmente en un supermercado va a ser una opción saludable, con independencia de los ingredientes con los que haya sido elaborada. Y que la galleta más saludable es la que te puedas preparar en casa. Esto es extrapolable a cualquier otro producto que se te ocurra de características similares, es decir, hiperpalatable, hiperdisponible y que «enganche».

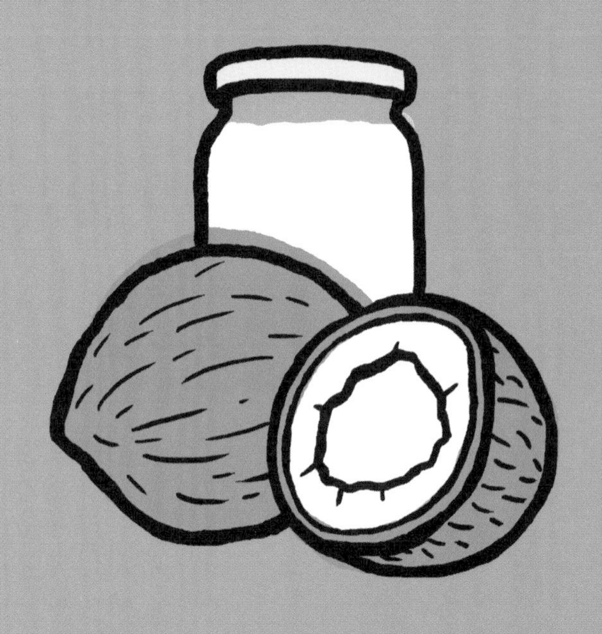

ACEITE DE COCO

¿Quién no ha oído opiniones contradictorias de detractores y defensores del controvertido aceite de coco? Desde que es malísimo para la salud por sus grasas saturadas hasta ser considerado un superalimento casi milagroso. Esto ha dado lugar a mucha confusión y, por eso, hoy en día podemos encontrarnos personas que lo temen, otras que se lo comen a cucharadas y otras que no tienen claro si es mejor, peor o igual que el aceite de oliva virgen extra. A continuación, voy a intentar poner un poco de coherencia en este asunto.

Aceite de coco y grasa saturada

Tradicionalmente se había desaconsejado su utilización por su alto contenido en grasa saturada. Sin embargo, en la actualidad no hay evidencia científica de que las grasas saturadas sean la causa del aumento del colesterol ni del riesgo cardiovascular.

Ventajas del aceite de coco

Desde un punto de vista culinario, al ser muy estable a altas temperaturas, se convierte en una buena opción para freír o saltear alimentos. Además, por su potente sabor, aporta un toque exótico a algunos platos.

En cuanto a sus propiedades es verdad que el aceite de coco no solo no es perjudicial, sino que puede tener cierto interés desde un punto de vista nutricional utilizado como un complemento en nuestra cocina (igual que consumimos el aceite de oliva virgen o las especias). Sin embargo, no es algo necesario ni imprescindible para llevar una alimentación saludable, ni mucho menos tiene propiedades milagrosas, ni es un superalimento.

Por otro lado, tampoco ofrece una clara ventaja frente al aceite de oliva virgen extra (AOVE) ni es más saludable que este.

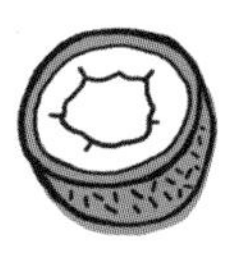

Desventajas del aceite de coco

Entre las desventajas que podemos encontrar para su uso en España destacaría:

QUE SU PROCEDENCIA ES MUY LEJANA (POR LO CUAL NO ES ECOLÓGICO NI SOSTENIBLE).

QUE TIENE UN PRECIO ALTO.

QUE APORTA UN SABOR POTENTE A COCO A LOS PLATOS NO APTO PARA TODOS LOS GUSTOS.

En resumen:

▶ No lo rehúyas pensando que es perjudicial para la salud, pero tampoco te obligues a consumirlo convencido de que es un superalimento con superpropiedades.

▶ Si te gusta el sabor o el toque exótico que le da a ciertas recetas, puedes utilizarlo tranquilamente. Yo lo uso, por ejemplo, para saltear plátano y para hacer alguna receta de curry.

▶ Para cocinar el resto de tus platos habituales y para aliñar, lo ideal es seguir utilizando el aceite de oliva virgen extra. Porque no es menos saludable que el aceite de coco, pero sí es más barato, más cercano y, por lo tanto, más sostenible para el planeta.

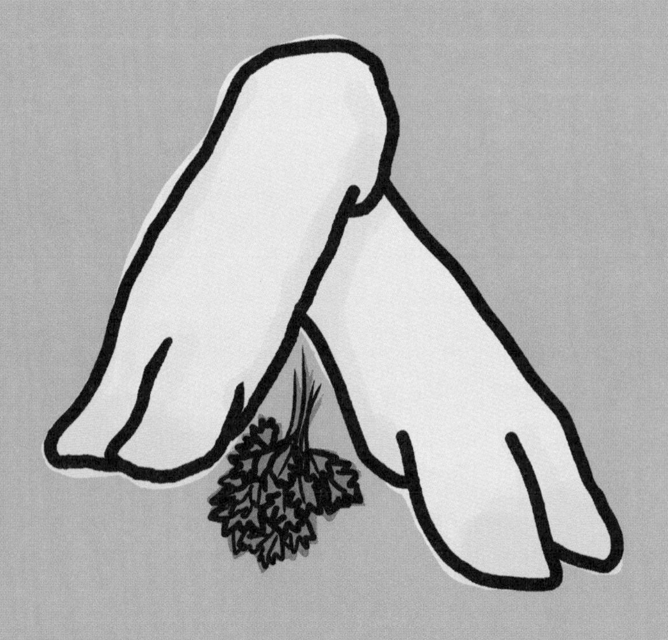

CAPÍTULO

16

VÍSCERAS Y CASQUERÍA

Las vísceras son otro alimento que ha sido injustamente atacado y desprestigiado durante los últimos años. ¿El culpable? El colesterol. Pero ¿está justificado limitar su consumo? Durante la mayor parte de la historia las vísceras y la casquería han formado parte de nuestra alimentación, aportando grandes dosis de nutrientes con pequeñas cantidades de alimento. Pero recientemente las hemos eliminado casi de manera radical perdiendo así los grandes beneficios que nos aportaban.

Vísceras y colesterol

Es verdad que las vísceras en general son bastante ricas en colesterol. ¿Y qué más da? El colesterol de los alimentos no determina nuestra cifra de colesterol en sangre. Durante muchos años se ha pensado que comer alimentos que contienen más cantidad de colesterol contribuía a aumentar el colesterol en sangre. Por este motivo, a las personas que se les detectaba el colesterol alto se les prohibía o limitaba el consumo de este tipo de alimentos como la yema de huevo, las vísceras, las huevas de pescado, el marisco, etcétera.
Sin embargo, hoy en día no hay evidencia científica de que el colesterol de los alimentos cause o contribuya al aumento del colesterol en sangre ni al riesgo cardiovascular.

Por lo tanto, comer alimentos reales ricos en colesterol como vísceras o huevos no va a incrementar nuestros niveles de colesterol. Y evitar estos alimentos reales tampoco lo disminuirá.

Beneficios del consumo de vísceras

LAS VÍSCERAS TIENEN UNAS CARACTERÍSTICAS Y PROPIEDADES NUTRICIONALES INTERESANTES:

1. Son alimentos muy nutritivos

Las vísceras se caracterizan por ser muy densas nutricionalmente. Esto quiere decir que una pequeña ración aporta gran cantidad de nutrientes (vitaminas, minerales, etcétera). Pueden considerarse el mejor multivitamínico del mercado, sobre todo el hígado ¡¡Mejor y más barato que cualquier suplemento encapsulado!!

2. Sus proteínas son diferentes a las de la carne

Los filetes y lo que comúnmente llamamos «carne» son cortes de los tejidos musculares de los animales. El tipo de proteínas de la carne que habitualmente comemos es diferente al tipo de proteínas presente en las vísceras. De hecho, hay estudios que relacionan algunos de los problemas del consumo de carne roja con un desequilibrio en el aporte de proteínas de uno y otro tipo. Es decir, a un consumo desproporcionado de las proteínas de la carne frente al de las vísceras. Por ello, probablemente, lo óptimo sería comer una proporción adecuada de ambos tipos para evitar ese desequilibrio, tal y como haría cualquier animal que se comiera una presa.

Vísceras y toxinas

Todos nos imaginamos el hígado y el riñón como «filtros» que limpian y acumulan las toxinas que van depurando de la sangre. Sin embargo, a pesar de que su misión es la de eliminar los desechos y las toxinas de nuestro organismo, estas no se quedan acumuladas en ellos, sino que las van eliminando.

En realidad, las «toxinas» (metales pesados, dioxinas...) se acumulan fundamentalmente en el tejido adiposo (la grasa). Esto se debe a que son lipofílicas, es decir, que tienen afinidad y se quedan en los tejidos ricos en grasa. Además, estas toxinas están presentes en mayor cantidad en los tejidos de animales más viejos y criados en áreas más contaminadas.

De todas formas, dado que las vísceras son alimentos muy nutritivos, es suficiente con consumir pequeñas cantidades de ellas para aprovechar sus beneficios. Con lo cual, la posible exposición a «toxinas» que pudiéramos presentar por comer vísceras es pequeña y poco relevante. Y, probablemente, los beneficios de comerlas superen con creces a los posibles riesgos.

En resumen:

- Las vísceras son alimentos reales y pueden formar parte de una alimentación saludable.
- Si te gustan, cómelas tranquilamente sin preocuparte de su contenido en colesterol. Al igual que ocurre con los huevos.
- Si sueles comer mucha carne, empieza por cambiar alguna de estas raciones por vísceras.
- Antes de gastarte dinero en suplementos multivitamínicos, trata de incluir un poco de hígado en tu menú semanal.
- Recuerda que son alimentos muy densos nutricionalmente. Por eso, para aprovecharte de sus beneficios, es suficiente con comer una pequeña cantidad una vez a la semana o cada dos semanas.
- Evita las de animales viejos. Y si puedes conocer su procedencia y forma de cría, elige aquellos que hayan sido criados y alimentados en zonas poco contaminadas, alejadas de áreas urbanas e industriales.

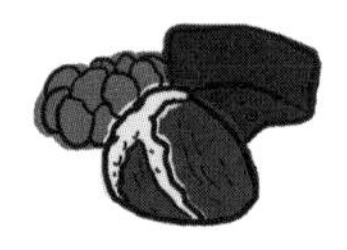

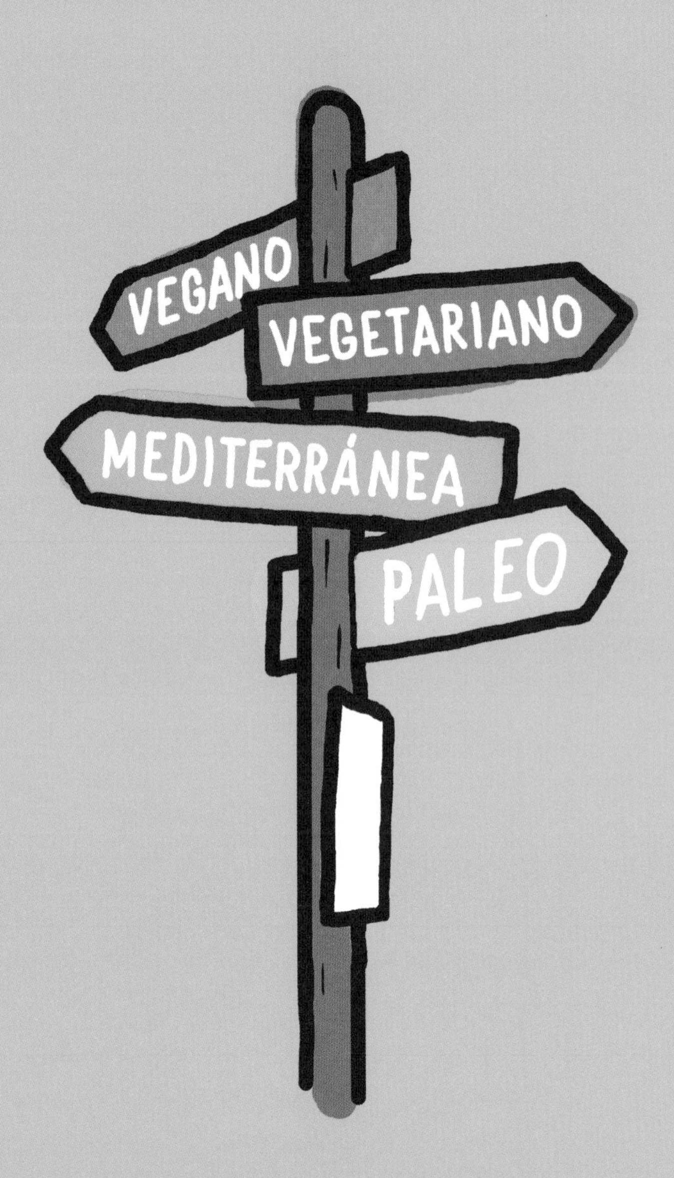
VEGANO
VEGETARIANO
MEDITERRÁNEA
PALEO

TERCERA PARTE

SI ADAPTAS, HAZLO BIEN

Un problema con el que se encuentran muchas personas cuando deciden cambiar su estilo de alimentación, o se ven obligadas a ello (como en el caso de las personas celíacas o con intolerancia al gluten), es que no saben por dónde empezar y se sienten perdidas.

Por eso, el objetivo de esta última parte es dar una serie de consejos y pautas que te sirvan de guía introductoria para adaptar tu alimentación de forma saludable a una dieta sin gluten o a una dieta vegetariana, en caso de que decidas hacerlo y/o lo necesites, claro. Aunque, si partes de cero, lo ideal es que un dietista-nutricionista te aconseje y oriente, sobre todo al principio.

GLUTEN

CAPÍTULO

17

DIETA SIN GLUTEN

Es muy normal que te encuentres perdido si te han diagnosticado celiaquía, intolerancia al gluten no celíaca o has decidido empezar una dieta sin gluten por otros motivos.
Independientemente de cuáles sean estos motivos para evitar el gluten, necesitarás una base para saber por dónde comenzar.
En estas páginas te cuento los principios básicos para llevar una alimentación sin gluten, completa y saludable. Verás cómo es más fácil y barato de lo que piensas.

Lo que tienes que evitar en una dieta sin gluten

Para poder llevar una dieta sin gluten lo primero que debemos tener claro es dónde se encuentra. Ya he escrito sobre esto anteriormente, en el capítulo del gluten, así que puedes revisarlo si lo necesitas. Por lo tanto, tendrás que eliminar de tu menú todos los alimentos y productos que contienen gluten. Es probable que después de quitar estos alimentos y productos tengas la sensación de que «no puedo comer nada». Si esto es así, es que los cereales, las harinas y los productos procesados son la base de tu alimentación. ¡Esta puede ser una buena oportunidad para mejorarla!

Es fundamental que no busques reemplazar todos y cada uno de los productos que consumías por sus homólogos «sin gluten». Esto solo te hará mantener un patrón de alimentación poco saludable y hará tu compra absurdamente cara. Además, ya vimos que los productos ultraprocesados sin gluten son igual de perjudiciales que los normales, así que puedes aprovechar el cambio para desterrar los ultraprocesados de tu alimentación.

Todo lo que sí puedes comer en una dieta sin gluten

Los principios básicos para llevar una dieta saludable sin gluten son los mismos que los de una dieta normal. Y si has leído el libro hasta aquí, ya sabes por dónde van los tiros:

- **DEBE BASARSE EN ALIMENTOS REALES (MATERIAS PRIMAS)**
- **EVITAR LOS PRODUCTOS ULTRAPROCESADOS**
- **Y DAR EL MAYOR PROTAGONISMO A LAS VERDURAS**

Los únicos alimentos reales que tendrás que eliminar son los cereales que contienen gluten: trigo, cebada, centeno, avena (si hay contaminación cruzada en la fábrica), espelta y kamut. Pero la variedad de alimentos reales sin gluten que puedes comer es enorme. En cuanto aprendas cómo utilizarlos y combinarlos te darás cuenta de que los alimentos y productos con gluten son prescindibles en tu alimentación. ¡Y además no los echarás en falta!

Siempre que se trate de productos frescos, crudos o no procesados, no deberías tener ningún problema con las verduras, frutas, frutos secos, semillas, aceites vírgenes, proteínas animales, leche, legumbres ni tubérculos. También puedes comer con tranquilidad cereales sin gluten y granos como el arroz, el maíz o la quinoa. Más abajo lo veremos con más detalle.

Sin embargo, te aconsejo que te acostumbres a mirar la etiqueta o preguntes cuando no se trate de productos frescos, los compres envasados, con algún tipo de procesamiento o a granel.

Si contiene gluten o trazas de gluten, deberá aparecer bien claro y resaltado en la lista de ingredientes de la etiqueta. Además, leer esta lista te servirá para identificar algunos productos ultraprocesados que pueden pasar desapercibidos.

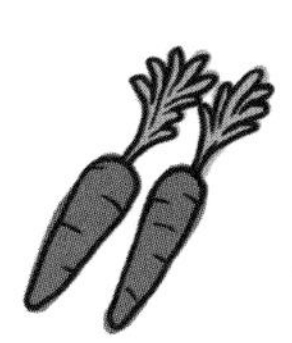

VAMOS A REPASAR A CONTINUACIÓN LOS PRINCIPALES GRUPOS DE ALIMENTOS, PARA QUE NO TE QUEDE NINGUNA DUDA:

VERDURAS

- Sin problemas: las verduras frescas sin envasar o las que venden frescas y envasadas (limpias y troceadas).
- Mirar la etiqueta de las verduras en conserva o congeladas.

FRUTAS

- Sin problemas: las frutas frescas.
- Mirar la etiqueta de las frutas secas o desecadas.

FRUTOS SECOS Y SEMILLAS

- Sin problemas: las semillas y los frutos secos crudos con cáscara.
- Mirar la etiqueta (o preguntar si es a granel) de las semillas y frutos secos crudos pelados, frutos secos tostados o fritos, sobre todo las mezclas o tipo mix de frutos secos y semillas.

LEGUMBRES

- Sin problemas: las legumbres secas o que venden en conserva solo cocidas.
- Mirar la etiqueta de las legumbres en conserva que lleven otros ingredientes o algún tipo de preparación (fabada, cocido, estofado, en salsa...).

TUBÉRCULOS

- Sin problemas: los tubérculos frescos (patata, boniato).
- Mirar la etiqueta de patatas que vengan ya cocidas.

CEREALES Y PSEUDOCEREALES SIN GLUTEN

- Sin problemas: los granos de arroz, maíz, quinoa, trigo sarraceno, mijo, sorgo, teff y amaranto.
- Mirar la etiqueta de conservas de maíz, arroz o quinoa ya cocidos, en copos o inflados.

CARNES

- Sin problemas: las carnes frescas (ternera, cerdo, pollo, pavo, conejo, cordero...).
- Mirar la etiqueta (o preguntar al carnicero) de las carnes que vienen ya picadas.

PESCADO O MARISCO

- Sin problemas: pescados, mariscos frescos y conservas al natural o en aceite.
- Mirar la etiqueta de conservas de pescado o marisco que sean en tomate o en algún otro tipo de salsa.

LÁCTEOS

- Sin problemas: leche.
- Mirar la etiqueta de yogures y quesos.

GRASAS

- Sin problemas: aceite de oliva virgen, aceite de coco, mantequilla.

OTROS

- Sin problemas: café natural en grano o molido.
- Mirar la etiqueta (o preguntar si es a granel): café soluble, tés o infusiones, cacao puro en polvo, chocolate, especias, salsa de soja, etcétera.

Soluciones para el día a día

1. COMIDAS Y CENAS

Para que no eches en falta los alimentos y productos con gluten en tus comidas y cenas, lo único que necesitas es aplicar la estrategia para diseñar un plato saludable. Recuerda que para ello solo tienes que combinar una proporción adecuada de verduras, proteínas de calidad e hidratos de carbono (excluyendo los cereales con gluten). De esta forma tus comidas y cenas serán completas y saludables, haciendo completamente prescindibles otros productos con gluten, como el pan o la pasta.

2. DESAYUNOS

Aunque nos hayan hecho pensar que «lo normal» es desayunar galletas, cereales, magdalenas, bollería o tostadas, la realidad es que existe todo un mundo de desayunos ahí fuera por descubrir, como ya hemos visto en un capítulo anterior. Por ejemplo, te puede servir cualquier combinación de huevos, fruta, verdura, frutos secos, semillas, frutas secas, arroz, yogur natural, etcétera.

3. ALMUERZOS Y MERIENDAS

Aquí también lo tienes fácil. Estas son algunas opciones sencillas y fáciles de transportar:

FRUTA Y FRUTOS SECOS
YOGUR NATURAL, CON FRUTA Y SEMILLAS
QUESO Y ALMENDRAS
HUEVOS COCIDOS

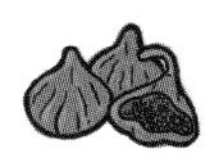

4. PAN

Ya hemos hablado anteriormente que el pan es solo un complemento, no un protagonista de nuestra alimentación. Por lo tanto, puedes prescindir de él.

Pero, si de todas formas quieres seguir consumiéndolo de vez en cuando, mi consejo es que hagas en casa tu propia versión sin gluten. En mi web, en la sección de recetas (www.edyal.es/recetas), encontrarás algunas ideas útiles como el pan de lino y almendras o el falso panecillo al microondas de atún y huevo.

5. LA HARINA, LA PASTA, LA PIZZA Y LA REPOSTERÍA

Tenemos suficiente variedad de alimentos reales ricos en hidratos de carbono (patata, boniato, legumbres, arroz, quinoa…) como para poder vivir sin harinas.

Además, al igual que el pan, ya sabes que las harinas y los productos elaborados con harinas no son especialmente nutritivos ni saludables. Y aunque existen versiones sin gluten (harina de garbanzo, pasta de lentejas, de trigo sarraceno o de arroz), mi consejo es que reduzcas su consumo o prescindas de ellas por completo.

De todas formas, en caso de querer buscarle algún sustituto, la mejor alternativa sería utilizar verduras que hagan la función de la pasta. Por ejemplo, unos espaguetis de calabacín, una lasaña de berenjena o una pizza de coliflor. También puedes hacer la masa de pizza con garbanzos (tienes las recetas en mi web www.edyal.es/recetas).

En cuanto a dulces y repostería, en la web encontrarás un montón de recetas sin gluten. Pero recuerda que aunque sean caseras, estén hechas con ingredientes más saludables y no lleven gluten ni azúcar añadido, no deberían ser de consumo diario. Mejor resérvate el capricho para ocasiones especiales.

Espero que todos estos consejos te sirvan como una guía introductoria para tener un poco más claro cómo llevar una dieta sin gluten completa y saludable, de forma fácil y sin aumentar innecesariamente tu gasto en comida.

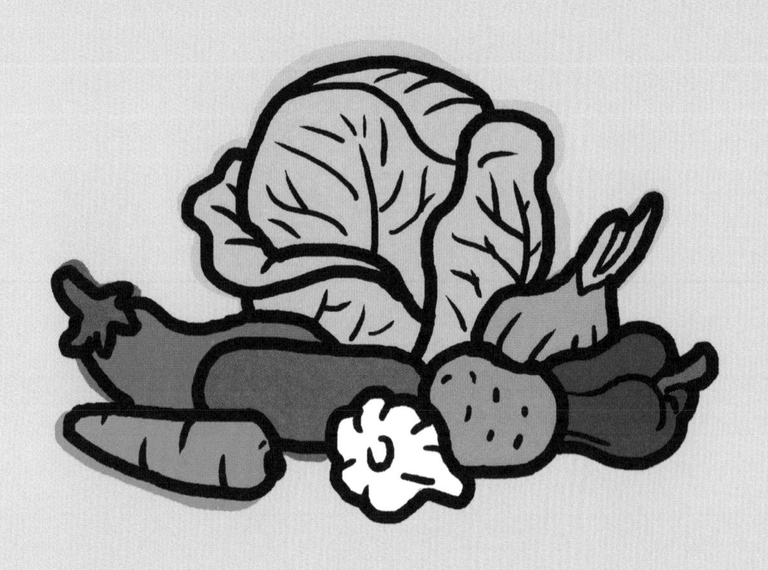

CAPÍTULO

18

DIETA VEGETARIANA

El interés por la dieta vegetariana es cada vez mayor, y creo que es interesante que quien decida adaptar su alimentación a este tipo de dieta pueda partir con una pequeña guía que le sirva de orientación.

Los principios básicos para la elaboración de los menús y el diseño de los platos vegetarianos son los mismos que en una dieta omnívora: debe basarse en comida real, evitando los ultraprocesados y dándole el mayor protagonismo a las verduras. Lo único que vamos a cambiar es el alimento que va a ser el aporte proteico principal del plato: en lugar de utilizar una proteína de origen animal tendremos que buscar fuentes proteicas de origen vegetal.

Fuentes de proteínas de origen vegetal

1. LEGUMBRES

Las legumbres son una de las principales fuentes de proteínas de origen vegetal. Una persona vegetariana estricta debería comer legumbres a diario para asegurar un adecuado aporte proteico.

Dentro de las legumbres encontramos una amplia variedad que podemos ir combinando y alternando cada día (lenteja clásica, lenteja roja, lenteja verde, lenteja negra, garbanzos, guisantes, habas, judías blancas, judías rojas, azukis, frijoles, judías verdes, judías pintas, soja verde, soja roja, soja blanca, altramuces, cacahuetes...).

Aunque algunas de estas legumbres se pueden considerar una «proteína completa» (soja, garbanzo...), otras son deficitarias en algún aminoácido esencial (que son aquellos aminoácidos que nuestro cuerpo no es capaz de fabricar). Para completar ese aminoácido esencial y conseguir una «proteína completa», es aconsejable combinar las legumbres con tubérculos (patata, boniato, yuca...), cereales, pseudocereales, frutos secos o semillas. No es imprescindible que se consuman juntos en la misma comida, basta con que se coman ambos a lo largo del día.

Con las legumbres, además, se pueden elaborar muchas recetas diferentes más allá del cocido, el guiso o el estofado. Son ideales para ensaladas, salteados, cremas y patés vegetales (como el hummus), hamburguesas, etcétera.

Y, aunque la manera ideal de consumir las legumbres es en su forma original, pueden utilizarse algunos productos derivados de la soja como el tofu, el tempeh o la soja texturizada para completar el aporte proteico de algunos platos.

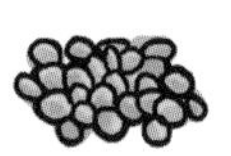

2. CEREALES Y PSEUDOCEREALES

Hay que saber que aportan menor cantidad de proteínas que las legumbres. Por otro lado, la proteína de alguno de estos pseudocereales, como la quinoa, el amaranto o el trigo sarraceno, se considera una «proteína completa». Entre los cereales tenemos: arroz, avena, cebada, centeno, espelta, kamut, maíz, sorgo, mijo y trigo. Y entre los pseudocereales: quinoa, amaranto, alforfón y teff.

3. FRUTOS SECOS Y SEMILLAS

Otra buena fuente proteica son los frutos secos (nueces, almendras, avellanas, pistachos, cacahuetes —aunque es una legumbre—, anacardos, etcétera) y las semillas (de girasol, de calabaza, de chía, de lino, de cáñamo, de sésamo, etcétera). Algunos de ellos, como las semillas de cáñamo o los pistachos, pueden considerarse «proteína completa».

Además, son muy versátiles. No solo puedes tomarlos como un snack entre horas, sino también pueden incorporarse como complemento en casi todos los platos y elaboraciones. Por ejemplo, en ensaladas, salteados, patés vegetales, porridges, etcétera.

4. HUEVOS Y LÁCTEOS

Aunque una dieta vegetariana estricta excluye todo alimento de origen animal (carne, pescado, marisco, huevos, lácteos), existen otros tipos de dietas vegetarianas en las que sí se incluyen huevos y/o productos lácteos:

OVO-LACTO-VEGETARIANA: SÍ INCLUYE HUEVOS Y PRODUCTOS LÁCTEOS	OVO-VEGETARIANA: SÍ INCLUYE HUEVOS, PERO NO LÁCTEOS	LACTO-VEGETARIANA: SÍ INCLUYE LÁCTEOS, PERO NO HUEVOS

En estos casos es más sencillo llegar a cubrir los requerimientos de proteínas. Además, si el aporte de estos alimentos es suficiente, puede no ser necesaria una suplementación extra.

Ultraprocesados vegetarianos o veganos

Los productos ultraprocesados diseñados «aptos» para vegetarianos o veganos no son más saludables que los ultraprocesados convencionales. Son igual de perjudiciales para la salud. Además, son completamente prescindibles y encarecen innecesariamente la compra.

Por lo tanto, no es recomendable consumir con frecuencia este tipo de productos (hamburguesas, salchichas, galletas, yogures de soja azucarados, patés y quesos veganos...). Sobre todo si sus ingredientes principales son aceites y harinas refinadas o están cargados de azúcar y aditivos.

Sin embargo, sí que podemos preparar de forma casera algunas de estas recetas utilizando materias primas e ingredientes reales como verduras, legumbres, frutos secos y semillas. Por ejemplo: hamburguesas de legumbres o de tofu, hummus y patés vegetales de frutos secos o semillas con berenjena, pimientos, zanahoria... ¡E incluso quesos veganos con frutos secos!

Recuerda que una dieta vegetariana o vegana no es más saludable que una dieta omnívora si las protagonistas no son las verduras y se abusa de los productos ultraprocesados etiquetados como aptos para veganos.

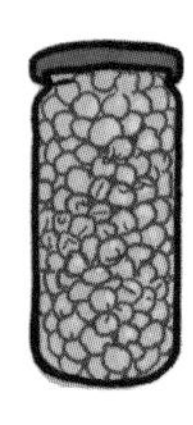

Otras consideraciones importantes

Finalmente recuerda que en una dieta vegetariana estricta es obligatorio el uso de suplementos de B12. No es opcional.
Para terminar con este capítulo, solo decirte que el objetivo de estos consejos es que puedan servirte como una pequeña guía introductoria. Es decir, que te sirvan de base para, en caso de necesitarlo, poder adaptar un menú a una dieta vegetariana, evitando caer en errores típicos o malos planteamientos.

Pero no olvidemos que lo ideal, sobre todo en caso de llevar una dieta vegetariana estricta, es que sea diseñada y guiada por un dietista-nutricionista especializado en este tipo de dietas para asegurar que la alimentación sea completa, la suplementación adecuada y que no se produzca ningún déficit nutricional.

TUS NOTAS

TUS NOTAS

TUS NOTAS

TUS NOTAS

TUS NOTAS